糖尿病

饮食对症调养：

专家教你怎样吃缓解糖尿病

陈广垠◎编著

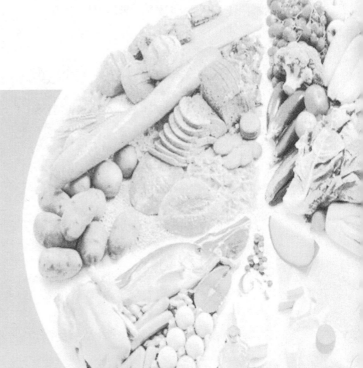

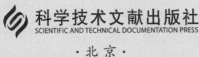
科学技术文献出版社
SCIENTIFIC AND TECHNICAL DOCUMENTATION PRESS
·北京·

图书在版编目 （CIP） 数据

糖尿病饮食对症调养：专家教你怎样吃缓解糖尿病 /陈广垠编著 . —北京：
科学技术文献出版社，2014. 10

ISBN 978 – 7 – 5023 – 9014 – 3

Ⅰ. ①糖… Ⅱ. ①陈… Ⅲ. ①糖尿病—食物疗法 Ⅳ. ①R587. 1

中国版本图书馆 CIP 数据核字（2014）第 114749 号

糖尿病饮食对症调养：专家教你怎样吃缓解糖尿病

策划编辑：林倪端 责任编辑：杜新杰 宋 玉 责任校对：梁桂芬 责任出版：张志平

出 版 者 科学技术文献出版社
地　　址 北京市复兴路 15 号 邮编 100038
编 务 部 （010）58882938，58882087（传真）
发 行 部 （010）58882868，58882874（传真）
邮 购 部 （010）58882873
官方网址 www. stdp. com. cn
发 行 者 科学技术文献出版社发行 全国各地新华书店经销
印 刷 者 北京建泰印刷有限公司
版　　次 2014 年 10 月第 1 版 2014 年 10 月第 1 次印刷
开　　本 710×1000 1/16
字　　数 200 千
印　　张 13. 75
书　　号 ISBN 978 – 7 – 5023 – 9014 – 3
定　　价 19. 80 元

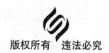

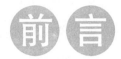

F O R E W O R D

糖尿病作为常见多发病，在我国最早的中医书籍《黄帝内经》中就有相关的论述。《黄帝内经》一书中将其分为"脾瘅"、"消渴"、"消瘅"三个阶段，并对糖尿病及其并发症的病因病机、预后转归等均有系统论述；《外台秘要方》中指出"此病特忌房室、热面及干脯"；《千金方》中也指出"所慎者三，一饮酒，二房室，三咸食及面"，均强调糖尿病治疗必须以饮食治疗为基础，认为不节饮食"纵有金丹亦不可救！"这些宝贵的资料给我们留下了大量的关于糖尿病及其并发症的治疗药膳方，其中多数寓医于食的理论至今仍有重要的实际意义。

糖尿病虽然属于难治病，普遍存在，但并不可怕。当今尚未有一种方法能根治糖尿病，但是通过科学的饮食，搭配必要的药物治疗，还是可以保证糖尿病患者的正常生活的。因此，保持良好的饮食习惯对预防及治疗糖尿病起着至关重要的作用。

为此，编者精心编写了《糖尿病饮食对症调养——专家教你怎样吃缓解糖尿病》，本书从了解糖尿病的基本常识出发，分别从科学饮食、挑降糖必需食物、选专家推荐食谱三方面，对糖尿病患者的饮食进行全方位的指导，意在为广大患者提供权威、科学、有效的食疗方法；教糖尿病朋友用专家的眼光衡量每类食物的功用，对吃什么、如何吃，进行了详细系统的讲解，打破不敢吃的顾虑，使控制饮食不再是一句空话，真正发挥抑制血糖的作用。

希望本书能让患上糖尿病的朋友通过饮食调养，将其对生活的影响降到最低，避免糖尿病并发症；而没有患上糖尿病的朋友，在日常生活中能注意饮食，远离糖尿病。让我们携起手来，共同养成科学合理的饮食习惯，一起来维护我们的健康吧！

编　者

目录
CONTENTS

第一章　了解糖尿病
——做到知己知彼

第三节　糖尿病的日常防治与护理 ………………… 016

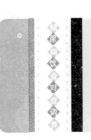

第二章 科学饮食
——把好降糖第一道关

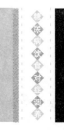

第三章　挑降糖必需食物
——把糖尿病吃回去

第四章　选专家推荐食谱
——积极备战糖尿病

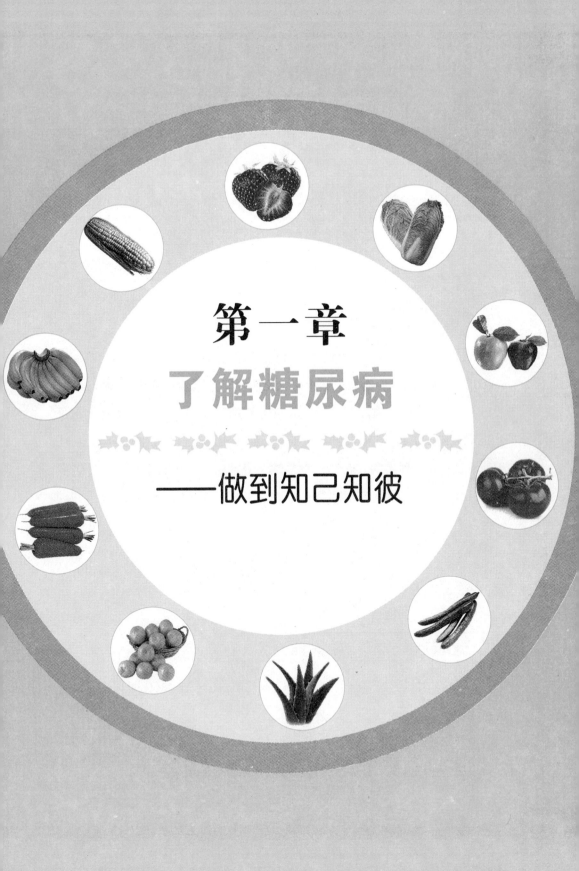

第一章

了解糖尿病

—— 做到知己知彼

第一节

初识糖尿病

什么是糖尿病 >>

糖尿病这个名词大家都听过很多遍了。糖尿病英文代号为 DM（diabetes mellitus），是甜性多尿的意思。中医称之为消渴，是消瘦烦渴之意。确切地讲，糖尿病是指由于胰岛细胞不能正常分泌胰岛素导致人体内胰岛素不足，引起人体内出现以糖代谢紊乱为主的糖类、脂肪、蛋白质三大营养物质代谢紊乱而发生的一种疾病。它是一种慢性全身性疾病，往往呈现进行性进展，患者可有多饮、多尿、多食以及体重和体力下降的表现。严重时发生水及酸碱代谢紊乱，引起糖尿病的急性并发症。如果糖尿病长期得不到良好控制，还能引起脑、心脏、神经、眼和肾脏等重要器官的并发症，甚至导致残疾和死亡。

糖尿病的临床症状有哪些 >>

糖尿病的症状主要是糖、脂肪、蛋白质、水、盐、酸碱代谢紊乱及血管、神经并发症所造成的结果，表现为：

(1) 多尿

多尿是血糖升高，身体努力通过尿液排除糖分的结果。

（2）多饮

多饮是因为排尿多，身体需要补充丢失的水分的结果。

（3）多食

身体不能很好地利用糖分，能量缺乏的结果。

（4）体力和体重下降

这是能量不足，脂肪及蛋白质消耗的结果。

以上四条习惯上被称为"三多一少"。

（5）视力下降

高血糖及眼科并发症所致。

（6）其他

如手足麻木、心慌气短、腹泻便秘、尿潴留和阳痿等糖尿病慢性并发症的表现。

糖尿病分哪些类型 >>

1997 年美国糖尿病协会提出糖尿病分型标准，并具体描述如下：

（1）1 型糖尿病

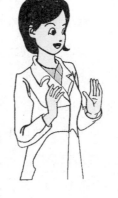
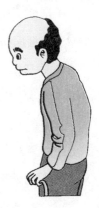

此为胰岛素依赖型糖尿病，血浆胰岛素水平低于正常低限，体内胰岛素绝对不足，容易发生酮症酸中毒，必须依赖外源性胰岛素治疗。发病人群多见于儿童和青少年，也可发生于其他年龄段，患者多有糖尿病家族史。1 型糖尿病起病急，出现症状较重。

（2）2 型糖尿病

此为非胰岛素依赖型糖尿病，占全世界糖尿病患者总数的 90%（在我国

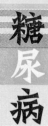
占95%），发病人群以中老年人多见，是最常见的糖尿病类型。2型糖尿病起病隐匿，症状较轻或没有症状，以口服降糖药物和具有降血糖功能的食物或中药治疗居多，不一定依赖胰岛素治疗。

(3) 其他类型糖尿病

此为除上述1型、2型两型以外的糖尿病的总称，包括孕期糖尿病（GDM），感染性糖尿病，药物或化学制剂所致的糖尿病，胰腺疾病、内分泌疾病所伴发的糖尿病等。

对在正常上限与糖尿病诊断标准之间的高血糖者，称为"餐后耐糖不良"或"空腹耐糖不良"患者，这是从血糖正常发展成糖尿病的中间阶段，不作为糖尿病的单独类型。

1型糖尿病与2型糖尿病的区别 》》

胰岛素是体内的正常激素，因为需要，正常人每天要产生并分泌大量的胰岛素。

1型糖尿病患者自身不能产生胰岛素，因此需要终身使用外来胰岛素治疗；1型糖尿病一直被描述成一种自身免疫性疾病——身体的免疫系统攻击胰腺中的胰岛细胞，并最终破坏它们制造胰岛素的能力。没有胰岛素，身体就不能将葡萄糖转化成热量，因此1型糖尿病患者必须注射胰岛素才能存活。

2型糖尿病患者体内胰岛素是相对不足，因此起先可用药物促进人体胰岛素的产生和作用，但其中半数以上患者终因长期药物刺激使人体胰岛功能衰竭，而需用外来的胰岛素治疗。

糖尿病对人体的健康有哪些危害 》》

随着病情的发展，糖尿病除有早期的全身无力、免疫力下降、视力减退、手脚发麻等症状外，还会引发各种并发症，如肾功能衰竭、心血管动脉硬化和下肢血管病变等。

血糖含量长期居高不下，会使肾脏出现疲惫的状况，因为在高血糖的环境下，虽然肾血管的吸收常常超负荷运转，但还是不能充分地吸收肾小球滤出的物质，而且长时间的超负荷工作导致肾功能衰竭。血管中的血糖含量一直保持很高的浓度，会引起血管粥样硬化；此外糖尿病患者易患上呼吸道感染、肺结核、泌尿系统感染等疾病。所以，糖尿病对人体健康的危害很大。

怎样及早发现糖尿病

积极控制高血糖，对患者的病情会产生重要影响。为了及早发现糖尿病，当有以下情况之一时应引起警惕，并及时到医院就诊，化验血糖、尿糖。

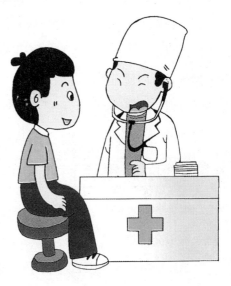

（1）体重减轻而无明显病因者。特别是平素身体肥胖，而饮食情况无特殊变化，体重持续减轻者。

（2）家庭中有糖尿病患者并且本人年龄在40岁以上的。

（3）分娩过巨大胎儿（体重）4000克者。

（4）有妊娠并发症如多次流产，妊娠中毒症，羊水过多，胎死宫内，死产等。

（5）有反应性低血糖症者。

（6）肢体溃疡持久不愈者。

（7）肥胖者。

糖尿病是否有遗传性 》》

糖尿病是有遗传性的，糖尿病患者的子女肯定比非糖尿病患者的子女容易得糖尿病。如果父母亲都是糖尿病患者，那么子女得糖尿病的机会更大。1型和2型糖尿病均有遗传倾向，遗传对发病的影响略高于环境因素，占50%～60%。他们遗传的不是糖尿病本身，而是糖尿病的易感性，这些人比一般人容易得糖尿病。与1型糖尿病相比，2型糖尿病的遗传倾向更加明显。但这并不是说，糖尿病患者的子女就一定会得糖尿病，研究表明，即使父母均为2型糖尿病患者，其子女的糖尿病患病率也不会超过20%。往往有这种情况，糖尿病患者的子女对糖尿病了解比较多，对糖尿病的危害及糖尿病的预防知识比较了解，他们防患于未然，平时就比较注意饮食起居，反而不会得糖尿病。即使血糖有了轻度增高，他们也会积极采取措施。所以说，糖尿病是有遗传倾向的，但又是可以预防的。

糖尿病是否有传染性 》》

首先要明确的是，糖尿病是不会通过任何途径传染的，无论是唾液还是血液都不会传染，它不是传染性疾病。

虽然糖尿病的病因目前尚不完全清楚，但是可以肯定糖尿病不是传染病。它不会像流行性感冒、乙型肝炎那样，从他人那里传染来，也不会传染给别人。接触糖尿病患者，即使是密切的接触也不会患糖尿病。家族中出现数个糖尿病患者不是传染的结果，而是家族成员体内有易患糖尿病的基因，加之家族成员有近似的不良生活习惯（如不爱活动，高脂、高糖饮食等）造成的。

糖尿病能根治吗 》》

作为糖尿病患者，渴望自己的疾病能根治，这种心情是可以理解的。但遗憾的是到目前为止，无论是采用饮食治疗、运动疗法、口服降糖药、胰岛素及中医药治疗，只能有效地控制病情，而根治糖尿病则很困难。即使有些患者经过适当的治疗，临床症状消失，血糖、尿糖恢复正常，但做葡萄糖耐量试验仍会不正常，呈糖尿病曲线。若此时不注意调养，不控制饮食或不按医生的要求治疗，还会出现高血糖及高尿糖症状。

因此，糖尿病是终身性疾病，需长期坚持治疗，即使病情控制理想，也要坚持饮食治疗，并定期到医院复查。这样就可以使患者享有与健康人一样的高质量生活和基本等同的寿命。

什么是糖尿病的急性并发症

根据发病的缓急以及病理上的差异，糖尿病的并发症可分为急性和慢性两大类。急性并发症包括急性感染、糖尿病酮症酸中毒、高血糖高渗状态、乳酸性酸中毒和糖尿病治疗过程中出现的低血糖症等等，主要是由于血糖过高或过低以及其他代谢失调造成的。1921年胰岛素问世以前，大多数1型糖尿病患者死于糖尿病的急性并发症。随着胰岛素的临床应用，糖尿病急性并发症的预后已大大改观，只要患者不随意停用胰岛素或减少胰岛素的使用剂量，发生急性并发症后能及时到医院看病，治疗及时、正确，绝大多数患者的急性并发症都能治愈，死于急性感染和酮症酸中毒的患者已明显减少。但高血糖高渗状态和重度乳酸性酸中毒的致死率仍居高不下。

什么是糖尿病的慢性并发症

慢性并发症与急性并发症不同，发生和发展较为缓慢，但发展到一定阶段，就难以逆转。也就是说，糖尿病慢性并发症不会一下子就得上，得上后也别指望一下子就治好。糖尿病患者容易得的慢性并发症有三种，第一种是大血管并发症，指高血压，以及脑血管、心血管和其他大血管，特别是下肢血管的病变。第二种是微血管并发症，主要包括肾脏病变和眼底病变。其实人的全身都有微血管，一般认为，大血管病变及神经病变的基础也还是大血管和神经上的微血管病变。但因肾脏病变我们容易查出，眼底病变我们能够直接看见，所以通常临床上所说的微血管并发症主要是指肾脏和眼底病变。第三种则是神经病变，包括负责感官的感觉神经，支配身体活动的运动神经，以及司理内脏、血管和内分泌功能的自主神经病变等等。

预防和治疗糖尿病各种并发症的原则基本相同，笔者把这个原则比喻为两句话，那就是"驾好五驾车，做到五达标"。也就是说，通过糖尿病教育和心理治疗、饮食治疗、运动治疗、药物治疗以及糖尿病监测等综合治疗，把糖尿病患者的体重、血糖、血压、血脂、血黏度控制到满意范围，以避免或延缓糖尿病慢性并发症的发生或发展。这个问题下面还要展开来说明。

第二节 糖尿病的检测与诊断

糖尿病的常规检查有哪些 》》

　　糖尿病的常规检查包括血常规、尿常规、肝肾功能、血脂、血尿酸、心电图、眼底检查、B超等。除此之外，有条件的患者可以做进一步的检查，如血管多普勒超声、X线胸片等。

早期诊断糖尿病有哪些明显信号 》》

　　（1）精神疲惫，乏力，有头晕的感觉。

　　（2）食欲突然增加，容易饥饿，小便次数增多，口干，体重剧减。

　　（3）视力迅速下降或视物模糊。

　　（4）出汗异常，如吃饭时大汗淋漓或半边身体出汗。

　　（5）容易患疖痈。

　　（6）中青年以后第1次患结核病，且病情发展较快，治疗后效果不佳。

　　（7）伤口感染久治不愈。

　　（8）皮肤感觉异常，如麻木，有烧灼感、刺痛感等。

　　（9）皮肤瘙痒，尤其女性外阴瘙痒。

　　（10）性功能发生障碍。

糖尿病的诊断标准有哪些

正常成人空腹时血糖为3.9~6.0毫摩/升，餐后2小时血糖值<7.8毫摩/升。糖尿病是以高血糖为特征的代谢综合征。对其诊断，包括我国在内的许多国家，都在采用美国糖尿病协会（ADA）1997年公布的糖尿病诊断标准。

（1）糖尿病危险人群（如老年人，肥胖，有糖尿病家庭史，高血压、高脂血症患者，有妊娠糖尿病（GDM）史，应激性高血糖者等），或有糖尿病症状者（如口渴、多尿、乏力、体重降低、皮肤瘙痒、反复感染等）：空腹血糖>7.0毫摩/升，或任何1次血糖>11.1毫摩/升即可诊断为糖尿病。

（2）做葡萄糖耐量试验（如结果可疑应再做）：成人空腹服75克葡萄糖后测血糖，餐后2小时血糖>11.1毫摩/升可诊断为糖尿病；7.8~11.1毫摩/升为糖耐量降低（IGT）。

（3）单独空腹血糖6.1~7.0毫摩/升，为空腹糖耐不良（IFG）。

（4）空腹或餐后2小时，血糖水平在临界值左右的患者，需隔2~4周复查，用口服50克葡萄糖试验证实，直到确诊或排除糖尿病为止。

糖化血红蛋白可反映前4~5周血糖控制情况。在进行糖耐量试验前，应空腹8~16小时，将75克葡萄糖溶解在300毫升左右的水中，5分钟内喝完，也可以用馒头代替葡萄糖。本试验共需要抽4次血以测定血糖。

确诊糖尿病的类型要做哪些检查

糖尿病是胰岛功能的病变，单查空腹血糖判断是否有糖尿病，必然造成部分糖尿病漏诊，因为糖尿病早期首先是餐后血糖升高，此时空腹血糖可能偏高或者正常；另外，有些非糖尿病患者如甲亢、肢端肥大症、肝病及长期应用激素者，可出现血糖升高症状，故单靠空腹血糖判断又可导致误诊。尿糖受肾糖阈的影响，与血糖不成正比。因此，尿糖不能作为糖尿病诊断的依据，要确诊糖尿病，判断其类型及严重程度就必须做葡萄糖耐量试验、胰岛素释放试验及 C 肽兴奋试验，有条件做胰岛素受体结合率试验则更好。根据空腹血糖≥7.0毫摩/升或餐后血糖≥11.1毫摩/升（除胰腺瘤、甲亢、皮质醇增多症、肢端肥大症、肝病及长期应用激素类药物等因素）可诊断为糖尿病。

糖尿病患者检查前须知 》》

（1）患者检查前 1 天晚饭后至第 2 天检查前不再进食水和药物，过夜空腹 10~14 小时（重症患者由医师决定检查时间和项目）。

（2）带当天夜间零时后第 1 次的尿液 20 毫升（用前洗净容器）送化验室。

（3）抽空腹血后立即口服含 75 克葡萄糖的水 300 毫升或吃 100 克面粉做的馒头，准确记录服糖或吃馒头的时间，分别于之后 1 小时、2 小时、3 小时准时到化验室抽血。

（4）除吃馒头时饮少量水（50 毫升）以外，检查过程中不能进食、饮水，勿服药物。

（5）试验前 3 日必须正常活动，过度活动及长期卧床可使糖耐量受损。

（6）剧烈活动可加速葡萄糖的利用，因此试验前应静坐至少半小时。

（7）疾病和创伤，如发热、急性心脑血管病等，使机体处于应激状态，可使血糖暂时升高，糖耐量减低。应待病愈后恢复正常活动时，再做此试验。

（8）药物影响，如皮质激素、生长激素等可升高血糖，而乙醇、甲巯咪唑、单胺氧化酶抑制剂可降低血糖，由于这些药物影响，应在试验前停药 3~7 天，甚至 1 个月。

糖尿病患者应定期到医院做哪些检查 》》

（1）为达到理想控制，除自我监测尿糖外，也应该经常到医院检查血尿糖，相互验证，避免误诊。应检查空腹血糖，餐后 2 小时血糖，24 小时尿糖定量，以便及时调整用药剂量。

（2）经常检查血脂，把血脂控制在正常范围内，以防止动脉硬化和脂肪肝的发生。

（3）经常注意检查各种感染，尤其是肺部、泌尿道、胆道及皮肤等，一经发现有感染应积极治疗。

（4）每 3 个月到医院检查 1 次尿常规、血肌酐、尿素氮，进行尿微量蛋白测定，以判定肾功能情况。

（5）每半年检查 1 次眼底，若伴有糖尿病肾病或妊娠时更应注意检查。

（6）每年全面检查心血管 1 次，及早发现和治疗糖尿病性心脏病、冠心病和动脉硬化等。

（7）每年做 1 次肺部 X 线检查和神经科检查，以便及时发现肺结核和神经病变。

糖尿病患者自我监测血糖的益处

患者自我监测血糖有以下几点好处。

（1）患者积极参与糖尿病的治疗，增加治疗疾病的责任感与自信心。

（2）告知患者如何控制血糖，使患者对自己的病情了如指掌，增加治疗的自觉性。

（3）及时发现低血糖。

（4）帮助医生确定治疗手段和最佳治疗方案。

（5）更好地控制血糖，预防急、慢性并发症的发生。

为什么要进行血糖监测

进行血糖监测有助于对糖尿病的诊断，疗效观察以及预后判断。糖尿病以血糖升高为特征，空腹血糖检查是诊断糖尿病最可靠的方法之一。一般对尿糖阳性或尿糖阴性但有高度怀疑的患者，均需做空腹血糖测定，以明确诊断。一旦诊断为糖尿病，往往需要长期服用降糖药物，通过血糖监测了解药物的疗效，调整药物及治疗方案，以控制和维持体内血糖水平，延缓并发症的发生。另外，对高血压、高血脂、冠心病及肥胖患者，通过定期监测血糖，可以做到对糖尿病的早期发现、早期诊断和早期治疗。

监测血糖的步骤有哪些 》》

血糖测试的方法主要有试纸法和血糖监测仪监测法两种。目前国内市场有多种血糖仪和试纸出售，测试原理基本相同，患者如何选择，可向医生或糖尿病专科护士请教。

（1）用肥皂水洗手并擦干，或用75%酒精（乙醇）消毒并晾干。

（2）用采血针采血。

（3）将血滴在试纸的测试薄膜上。

（4）按说明书要求等候约1分钟的时间。

（5）如果是用血糖仪，可在显示屏上直接读出度数。

（6）如果仅用试纸，则与标签上的血糖标记比色，可知道血糖大致范围。

不同时间的血糖数值代表的意义 》》

一般来说，血糖监测根据时间的不同，可分为空腹血糖、餐前血糖、餐后2小时血糖、随机血糖等。不同时间监测到的血糖数值，具有不同的临床意义。

（1）空腹血糖

指隔夜空腹8小时以上，早餐前采血测定的血糖值。午餐前、晚餐前测定的血糖不能叫空腹血糖。

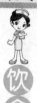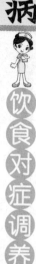

（2）餐前血糖

指午餐前、晚餐前测定的血糖值。

（3）餐后 2 小时血糖

指早餐后、午餐后、晚餐后 2 小时测定的血糖值。

（4）随机血糖

指一天中其他任意时间测定的血糖值，如睡前血糖、午夜血糖等。

至于每一位糖尿病患者血糖监测的合适时间和频率，首先要与医生商量，应尽量做到针对病情合理安排。一般说来，当近期血糖较高时，应该监测空腹及餐后 2 小时血糖，因为空腹及餐后 2 小时血糖能较准确地反映出患者血糖升高的程度。而当近期经常出现低血糖症状时，则最好监测餐前血糖和夜间血糖，因为低血糖常发生于餐前和夜间。

另外，隔一段时间在与平时不同的时间测血糖，比在每天的同一时间监测血糖要好。因为前者更容易反映出 1 天 24 小时血糖的变化规律，而如果每天都在同一时间测血糖，则总也不知道 1 天 24 小时的血糖水平。对于血糖控制较稳定的患者，血糖监测可间隔 2～3 周，甚至间隔更长时间监测 1 次。但对于近期血糖波动较大的糖尿病患者，则需根据病情增加监测频率。

对于使用胰岛素治疗的糖尿病患者、新确诊的糖尿病患者、经常发生低血糖的患者、需要更换药物或调整药物剂量的糖尿病患者、怀孕的糖尿病患者，均应加强血糖监测，增加血糖监测频率。糖尿病患者生病、手术、外出时，平时规律的生活被打破，容易引起血糖波动，也应该加强血糖监测。对于没有条件在家中进行血糖监测的糖尿病患者，则应按照医生的建议定期到医院抽血监测空腹和（或）餐后血糖。

简便测试尿糖的方法有哪两种 〉〉

尿糖测试是简便易行、经济价廉的监测糖尿病状况的方法，目前仍被国内大多数患者采用。

主要有两种方法。

(1) 斑氏试剂法

此方法使用已久，但因其操作方法繁琐，而且有时使用者会被烧伤或烫伤，现在使用的人已越来越少。

(2) 尿糖试纸法

目前国内已有许多种尿糖试纸出售，其测定方法大同小异。

❶ 先将尿糖试纸放入盛有小便的容器内。

❷ 即刻取出，稍待片刻。

❸ 在 30 秒以内与试纸包上的比色板比色，以确定尿糖的含量。

❹ 结果以"＋"表示。

第三节
糖尿病的日常防治与护理

如果刚患糖尿病该如何处理 >>

对于青壮年等生活可以完全自理的患者来说，不管是饮食、运动、血糖监测、用药，还是学习糖尿病的知识，这类患者可以自己来完成。家人可以对患者的饮食、运动治疗起到监督的作用。但是对于儿童，很多知识他们自己理解起来有困难。包括进行一些必要的血糖监测，儿童还存在惧怕的心理。这就要求儿童糖尿病患者的家长，对糖尿病患者的饮食、运动，以及血糖监测的方法等细节要有更深入的了解。因此，对于不同的患者，照顾的要求是不一样的。如果家人对这些知识了解得不充分，也会给治疗带来一些问题。

糖尿病患者自我保健的"五驾马车"是什么 >>

糖尿病患者的自我管理可以分成五个方面，我们把它们形象地比作"五驾马车"。

(1) 糖尿病的教育与心理治疗

其主要目的是让糖尿病患者真正懂得糖尿病，知道如何对待和处理糖尿病。

(2) 糖尿病饮食治疗

使糖尿病患者做到合理用餐，给糖尿病的其他治疗手段奠定基础。

（3）运动治疗

让患者长期坚持适量的体育锻炼，有利于保持血糖水平的正常，减轻胰岛素抵抗。

（4）糖尿病的药物治疗

在单纯饮食控制及运动治疗不能使血糖维持基本正常水平时，在医生指导下适当选用口服降糖药或注射胰岛素，并根据临床需要服用降血压、调血脂、降低血黏度的药物，使患者的体重、血糖、血压、血脂和血黏度维持在正常范围。

（5）糖尿病的病情监测

患者应定期进行血、尿各项指标及心电图、眼底的检查，以便医生了解病情，指导治疗。

预防糖尿病最好的办法是什么 »

（1）纠正长期的不良生活习惯

每个星期至少运动 2 ~ 3 次。

（2）纠正不健康的饮食习惯

让自己的饮食更健康，可以选择食用全谷类食物，以代替精白面粉，因为高纤维食物能有效帮助血糖保持稳定。要多吃各式各样的水果、蔬菜，因为水果、蔬菜富含人体健康所需的纤维素以及维生素。

（3）纠正肥胖

减肥，你可以通过健康饮食以及多做运动来达到减肥的目的。

糖尿病预防的三个层次是什么 »

糖尿病的预防可分为三个层次：第一是糖尿病的预防，也就是说让能够不得糖尿病的人不得糖尿病；第二是糖尿病并发症的预防，也就是说得了糖尿病，要及早发现，积极正确地治疗，使患者不得糖尿病的并发症；第三是降低糖尿病的致残率和致死率，也就是说有了糖尿病的并发症，要好好治疗糖尿病及其并发症，使糖尿病并发症造成的残疾和过早死亡的比例降到最低水平。

什么是糖尿病的三级预防

（1）一级预防

树立正确的饮食观，并采取合理的生活方式，可以最大限度地降低糖尿病的发生率。

糖尿病是一种非传染性疾病，它的发生虽有一定的遗传因素，但关键的还是后天的生活和环境因素，现已知道，过度摄入热量，肥胖，缺少运动是发病的重要因素。

低糖、低盐、低脂、高纤维、高维生素是预防糖尿病的最佳饮食配伍。定期监测体重，将其长期维持在正常水平是至关重要的。体重增加时，应及时限制饮食，增加运动量，使其尽早回落至正常水平。

要使运动成为生命的一个重要组成部分。运动要讲究科学和艺术，要循序渐进，量力而行，照顾兴趣，结伴进行。还要注意戒烟和少饮酒，并杜绝一切不良生活习惯。

（2）二级预防

定期监测血糖，以尽早发现无症状性糖尿病。即使是健康者，仍要定期测定。中老年人则更应该把监测血糖作为常规的体检项目。

凡有糖尿病的征兆，如皮肤感觉异常，性功能减退，视力不佳，多尿，白内障等，更要及时去测定血糖，以尽早诊断，争取早期治疗的宝贵时间。

要综合调动饮食、运动、药物等手段，将血糖长期平稳地控制在正常或接近正常的水平。空腹血糖应在6.11毫摩/升以下，餐后2小时血糖宜在 9.44 毫摩/升以下，反映慢性血糖水平的指标——糖化血红蛋白应在 7.0% 以下。

还要定期测定血脂、血压、心电图，这些都可以间接控制血糖。

（3）三级预防

三级预防是预防或延缓糖尿病慢性并发症的发生和发展，减少伤残和死亡率。糖尿病容易并发其他慢性病，可能会危及生命。

要对糖尿病慢性并发症加强监测，做到早期发现。早期诊断和治疗糖尿病，预防常见并发症的发生，使患者能长期过接近正常人的生活。人们应积极行动起来，规范自己的生活，预防糖尿病的发生。科学的生活方式，这是最重要也是最牢固的一道防线。

国际上公认的预防糖尿病的措施有哪些

国际上公认的预防糖尿病的措施就是至少要做到"四个点儿"，即"多学点儿、少吃点儿、勤动点儿、放松点儿"。

（1）多学点儿

就是要多看看有关糖尿病的书籍、报刊、电视，多听听有关糖尿病的讲座，增加自己对糖尿病的基本知识和糖尿病防治方法的了解。

（2）少吃点儿

就是减少每天的热量摄取，特别是避免大吃大喝，嗜食肥甘厚味，吸烟喝酒等。

（3）勤动点儿

就是增加自己的身体活动时间和运动量，保持体形的健美，避免肥胖的发生。

（4）放松点儿

就是力求做到开朗、豁达、乐观、劳逸结合，避免过度紧张劳累。

糖尿病并发症能不能预防

糖尿病都可以预防，糖尿病的并发症当然也可以预防。

预防糖尿病并发症的关键有两条，头一条就是及早发现糖尿病，特别是发病隐蔽的2型糖尿病，有发生糖尿病的蛛丝马迹也不要放过，而且定期进行有关糖尿病的体格检查，以期尽早发现糖尿病，不要等到糖尿病已发病多年，满身并发症时再来看病，那时并发症逆转的机会就可能大大减少，甚至丧失殆尽了。另外一条是发现了糖尿病后不要紧张焦虑，但要认真对待，正确处理，这里尤其重要的是要把血糖控制在基本满意的水平，当然体重、血压、血脂和血液黏稠度的控制也十分重要。只要正确处理糖尿病，使患者的体重、血糖、血压、血脂和血黏度长期控制在满意的水平，就可以达到延缓或者预防糖尿病并发症的目的。

糖尿病患者过有规律的生活有什么益处

糖尿病患者的生活必须规律，否则难以取得对糖尿病的良好控制。人的生命活动是有一定规律、一定周期的。所以，糖尿病患者什么时候该吃饭，该吃什么，吃多少，什么时候该运动，活动量应该多大，什么时候该休息，什么时候该打针吃药，应该吃多大剂量，都是有一定之规的，随便打乱这种规律，势必会造成血糖的波动而影响病情的控制。所以糖尿病患者生活要有规律，定时、定量地进食、锻炼和用药。如果该吃饭的时候不吃饭，该加餐的时候不加餐，就有可能发生低血糖症。该打针、吃药的时候不打针、吃药，又有可能使血糖升高。有的人自我控制能力较弱，干什么事一上了瘾就不管不顾了，还有的人长期上班时间不规律，这些对糖尿病的控制都是十分不利的。

个人卫生与糖尿病控制的关系如何 >>

糖尿病患者必须注意个人卫生，因为糖尿病患者血液及尿中含糖量可能较高，加上有血管及神经并发症，发生感染的机会明显增多，这些感染很可能与糖尿病的病情互相影响，使糖尿病的控制更为困难，感染也更难痊愈，甚至造成残疾或者死亡。糖尿病的个人卫生包括经常洗澡保持全身皮肤的清洁，采用正确的方法坚持刷牙以保持口腔的卫生，定期进行私部的洗涤以保持泌尿生殖道口局部的卫生，经常用温水洗脚以保持足部的卫生等等。有了皮肤及其他部位的感染也必须尽早给予正确的治疗，以防感染扩展、蔓延或持续不愈，引起严重的后果。

糖尿病患者日常生活的注意事项 >>

(1) 合理饮食

多吃富含纤维的粗粮、麦麸、蔬菜等，粗粮中以高粱面、荞麦面、燕麦面为最好；豆类制品、瓜子花生等含丰富的植物蛋白质和植物油，可适量选用；若进食含淀粉性食物如藕、土豆，或吃淀粉较多，则应将主食适当减量；食品调味以清淡为主。

(2) 适当运动

运动以轻、中度体力运动为宜，一般以快走、慢跑、骑自行车、上下楼梯、太极拳、钓鱼、家务等为好。可咨询医生开出安全、易操作的运动处方。

(3) 禁烟限酒

吸烟使肺不得清宁，并且助热耗津，加重病情，还可加速糖尿病心脑肾血管并发症的发生。

酒为炙品，应严格控制。服用磺脲类口服降糖药者应忌酒。

(4) 保证睡眠

阴阳平衡是人体正常生命活动的重要条件，夜眠养阴而昼醒助阳，夜眠不足则阴失涵养加重病情。

此外，糖尿病患者若生活习惯被不可避免地打乱（如出差、外出旅游等），要注意随身携带一些方便食品，如奶粉、方便面、咸饼干等，以备不时之需。糖尿病患者出席各种应酬宴会也要按照平时的饮食标准定时定量，切忌暴饮暴食而导致血糖的大幅度波动，致使病情反复或加重。

糖尿病患者怎样预防低血糖 >>

众所周知，糖尿病是慢性病，似乎危险总在远方，假以时日才会到来。殊不知，慢性病也会突发急症，像糖尿病酮症酸中毒、低血糖昏迷、心肌梗死、脑卒中等，都会在顷刻之间威胁患者的生命。了解这些急性并发症，积极地进行预防，才是远离它们的最好办法。

许多糖尿病患者只关注高血糖，却没有意识到低血糖的危害性，但低血糖的危害远远超过高血糖。因为持续的低血糖除可危及生命外，还可导致脑功能障碍，增加心、脑血管意外的危险性，尤其对老年人来说，危害更大，他们一般反应能力退化，感觉不敏锐，往往等到昏迷了才被发现，此时病情已经很严重了。

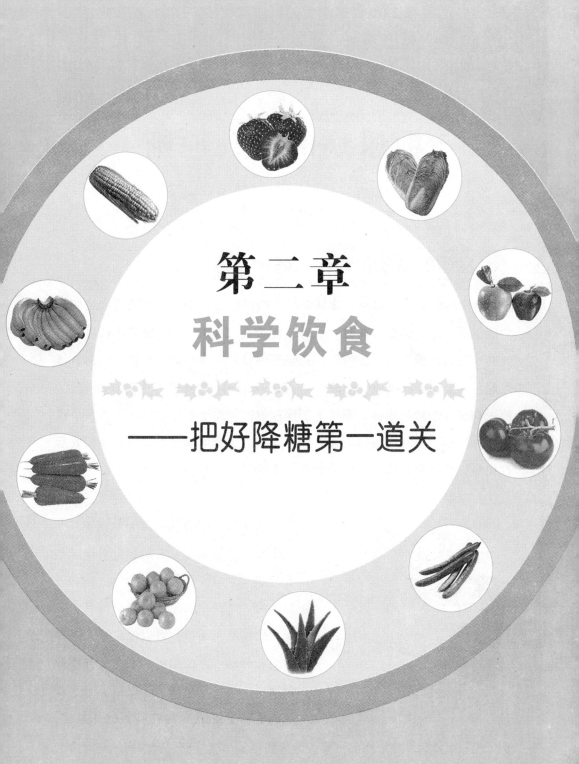

第二章

科学饮食

——把好降糖第一道关

第一节

糖尿病的饮食原则

合理控制饮食有什么好处 >>

　　合理控制饮食可以减轻胰岛负担（糖尿病患者都存在不同程度的胰岛功能低下，摄入热量过高时，胰岛工作负荷加重），合理控制饮食可以有效防止餐后血糖升高，还可以达到减肥的目的（大部分 2 型糖尿病患者体重超重，合理安排饮食，可减少过剩的脂肪），纠正已发生的代谢紊乱。糖尿病是代谢紊乱疾病，通过平衡饮食使血糖趋于正常水平，可获得最佳的血糖水平，并补充蛋白的缺乏，使体瘦的患者增加体重，而且降低餐后高血糖，可减轻对胰岛细胞的刺激，能有效预防和治疗急性并发症，改善整体健康水平。

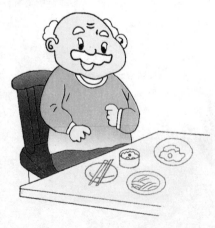

　　糖尿病的危险性不在于血糖高，而在于各种并发症。目前尚无根治糖尿病的方法。但糖尿病经适当治疗后症状可以消失，血糖、尿糖可以显著降低，甚至可以恢复正常，且可以像正常人一样生活、劳动。但如果患者不注意合理控制饮食，病情就会加重，血糖上升。长期高血糖会导致全身各脏器的并发症，例如糖尿病肾病、糖尿病心脏病、糖尿病神经病变、糖尿病眼病、糖尿病大血管病变、糖尿病足等。可以说糖尿病是百病之源，而它引起的肾病和心脏病等并发症给患者带来的往往是杀身之祸。

糖尿病患者食谱为什么宜多样化 >>>

糖尿病食谱也应讲究色、香、味、形，讲究花样品种，在不违反饮食原则的前提下，也要讲究个人的饮食习惯和嗜好。糖尿病患者如果长期这个不能吃，那个不能吃，会导致营养不良，合并感染，抵抗力下降，进而加重病情。

主食做到大米、面粉混合食用才有益健康，即一天主食为两顿大米、一顿面或一顿大米、两顿面。每天所食蔬菜品种和副食要多样化，不要单调。

另外，含糖量为3%以下的蔬菜，可供糖尿病患者选食，如大白菜、圆白菜、菠菜、油菜、韭菜、茴香、茼蒿、芹菜、莴苣、西葫芦、番茄、冬瓜、苦瓜、黄瓜、茄子、丝瓜、芥蓝、蕹菜、苋菜、龙须菜、绿豆芽、鲜蘑菇、海带等。

糖尿病患者饮食为什么要少量多餐 >>>

糖尿病患者应强调少吃多餐，其目的是要避免因一次过量进食，超过胰腺的负担而使血糖升高，同时也要避免由于两餐间隔的时间过长或药物的作用而出现低血糖症状。

糖尿病患者每天的正餐和加餐均应定时定量，不能随意漏掉一顿饭，也不能暴饮暴食，特别是碳水化合物的摄入量应每天每餐基本相等。

在全天主食量不变的前提下，全天主食量至少分3次进餐，按1/5、2/5、2/5的比例分配到三餐。使用胰岛素或某种口服降糖药的患者，在药物作用最强的时候应安排加餐，加餐的时间可安排在上午10：00、下午4：00和晚上睡前（9：30），加餐的食物可以从正餐中匀出25～50克主食。睡前的加餐还可以选用含蛋白质高的食物，如牛奶、鸡蛋等，因蛋白质转变为葡萄糖的速度较慢，有利于防治夜间低血糖。

营养均衡对糖尿病的益处有哪些

糖尿病患者一定要在日常饮食中做到营养均衡、合理，这样不仅可以保证每日身体活动的必需营养，还可以避免营养物质过剩，从而给消化系统带来不必要的负担。下面是一个比较合理的营养分配建议，对于大多数人来说都比较适宜，大家也可以在此基础上进行一些调整，使它更符合自身需求。

首先，碳水化合物的摄入量保证在 200～350 克，这些物质是人体必不可少的，可以通过摄入米、面等主食来补充；其次，蛋白质的摄入量最好要比普通人高一些，对于体重 60 千克左右的患者来说，摄入量保证在 90～120 克比较适宜；再次，脂肪的摄入量要进行控制，每日不超过 35 克为好；最后，要多吃一些纤维含量较高的食品，保证纤维素的摄入量在每日饮食的 20% 左右为宜，这些物质可以通过食用蔬菜和粗粮来提供。

糖尿病患者为什么要细嚼慢咽

口腔是消化系统的第一道关口，因此，整个消化过程能否通畅与口腔消化的作用有很大关系。

口腔靠牙齿对食物进行物理性消化，同时还可以分泌唾液，从而将葡萄糖转化为麦芽糖，对于患有糖尿病的朋友，糖类物质的消化尤为关键。糖尿病朋友在进餐时一定要注意细嚼慢咽，因为糖尿病患者可以食用的食物本来就不多，如果不经过充分消化吸收的话，会造成许多营养物质的浪费，从而无法满足日常代谢和生命活动的需要。

实验证实充分咀嚼的人比起狼吞虎咽的人对食物的吸收有明显优势，相比之下，他们可以多吸收 13% 的蛋白质、12% 的脂肪和 43% 的纤维素，对于糖尿病患者来说这是相当重要的，因此建议患有糖尿病的朋友们在吃东西时一定要注意细嚼慢咽，不要吃得太急。

糖尿病患者如何安排三餐

一般情况下，糖尿病患者饮食的安排，主要取决于是否肥胖、工作的性质和年龄等。比较肥胖，并有轻度并发症，如神经病变、视网膜病变者，每天主食应控制在 200～300 克，蔬菜 400～500 克，肉蛋等在 150～200 克，烹调油不超过 40 克（1.5 汤匙）；体重正常，没有并发症的患者，如果是重体力劳动者，主食可适当放宽到 300 克；儿童、孕妇、乳母期和营养不良的患者主食量为 250～300 克，肉食、蛋类 200～300 克，植物油 1.5 汤匙，每天保证 1 个鸡蛋，牛奶 250 毫升。如果觉得如此计算控制饮食不理想，可请营养医师指导。

当每天的营养需要确定后，下一步需要确定每餐食物的比例。一般患者每天进食三餐，食物分配按照 1/5、2/5、2/5 或者 1/3、1/3、1/3 的比例。上午比较忙的患者，可以按 2/5、2/5、1/5 的方法分配。对于注射胰岛素，血糖波动大的患者，应该采用 4～5 餐制。如早餐 1/7、午餐 2/7、晚餐 2/7，余下的作为早餐和午餐、午餐和晚餐之间的加餐。如果睡前需要注射中效胰岛素等药物的患者，睡前多加 25 克，当然，晚餐需要相应减少。

如何安排糖尿病患儿的饮食

儿童处于生长发育期，尤其是青春期，身体快速增长，需要热量多，安排糖尿病患儿的饮食，应保证每日总热量在 4180～8360 千焦（1000～2000 千卡）。

计算糖尿病儿童每天所需的总热量时，不能按成人标准计算。要考虑到患儿的年龄、胖瘦程度、活动量大小及其饮食习惯。每日热量的需要量（千卡) = 1000 + 年龄 × (70 ~ 100) (千卡)。3 岁以内相对需要量大，需要 418 千焦 (100 千卡)；4 ~ 6 岁需要 355.3 ~ 376.2 千焦 (85 ~ 90 千卡)；7 ~ 10 岁需要 334.4 ~ 376.2 千焦 (80 ~ 85 千卡)；10 岁以上需要 292.6 ~ 334.4 千焦 (70 ~ 80 千卡)。

身体胖、活动少的患儿以及青春期女孩参照偏低热量。

在总热量范围内，采用少量多餐的方式，安排携带食用方便的食品加餐。热量分配时，儿童对蛋白质的需要量大，蛋白质的含量应占 20%；坚持低脂、粗制碳水化合物食品，蔬菜宜用含糖量少的菠菜、白菜、萝卜、黄瓜等；适当增加含膳食纤维多的食品如玉米、豆皮、高粱；此外烹调方法宜多样化，这样可提高患儿进食的兴趣。

怎样安排老年糖尿病患者的饮食 >>

老年糖尿病患者有其特殊的生理、病理特点，其饮食控制也不同于中年人。

饮食治疗目的仍然是为了降低血糖、血脂、血压和维持正常体重，但安排方法有所不同。

老年人对低血糖的耐受性差，极易发生低血糖反应，故对饮食控制不宜过于严格。

对于胃肠消化功能差的患者，应鼓励他们进食，可采用少量多餐的方式。老年糖尿病患者多合并有心、脑、肝、肾损害，饮食宜清淡，少食肥甘厚味，宜低脂、低盐、戒酒等。

由于肾损害，蛋白质丢失量较中年人明显增多，且因消化功能差，微量元素的吸收不足，故老年患者多见骨质疏松、肌肉萎缩、抵抗力差，往往易合并感染、骨折等，所以需增加蛋白质，特别是优质蛋白质的补充。

怎样安排糖尿病孕妇的饮食

糖尿病孕妇由于生理上的特殊变化，可加重高血糖症状，饮食安排较为困难。一方面，需要将血糖控制在正常范围内，尽量通过饮食控制达到目的；另一方面，为满足母体和胎儿的营养需求，保证胎儿的正常生长、发育，对饮食的热量不宜过分控制。

怀孕前 3 个月，母体和胎儿对营养的需求量增加不多，糖尿病孕妇的饮食控制原则同普通糖尿病患者一样，前 3 个月体重增加不应超过 1 ~ 2 千克。

怀孕 3 个月后由于胎儿生长速度快，孕妇对热量的需求增多，每天的主食为 300 ~ 400 克，蛋白质的需求大增，每天每千克体重可达到 1.5 ~ 2.0 克，脂肪的供给量约 50 克。提倡少量多餐，每天可为 5 ~ 6 餐。同时补充维生素和微量元素如钙、铁、锌、碘等元素，多吃一些蛋类、瘦肉、鱼、乳类和新鲜蔬菜。

并发症患者应遵从哪些饮食习惯

糖尿病并发症患者比糖尿病患者的饮食调理更应具有科学性，除了要保证三大营养物质的供应外，限制蛋白质摄入量也是一个关键因素。如果不注意蛋白质摄入量的控制，会使肾脏长期处于高滤过状态，这样不仅会破坏肾脏部位的渗透压，还会增加体内带毒物质的含量，最终造成肾脏的损伤。因此糖尿病并发症患者饮食上一定要注意以下事项。

（1）按照糖尿病患者饮食方案，控制血糖。

（2）减少盐分的摄入，多吃降压食品。

（3）控制蛋白质摄入量，使肌酐保持在正常的水平。

糖尿病肾病患者的饮食怎样安排

糖尿病肾病是最常见的一种糖尿病慢性并发症。对糖尿病肾病患者来说，当然也必须注意饮食治疗。第一，糖尿病肾病患者必须注意热量和糖量的控制，使血糖控制在良好的水平，这一点对患者延缓糖尿病肾病的进展十分重要。第二，少吃盐类，避免高血压的发生和发展，因为高血压也是糖尿病肾病发展的主要促进因素之一。第三就是适当控制蛋白质的摄入量。

糖尿病肾病患者控制蛋白质摄入是一个矛盾、复杂的问题，一方面糖尿病肾病患者每天从尿中丢失大量的蛋白质，容易造成低蛋白血症，继而引起水肿、腹水和营养不良；另一方面又因为肾脏功能障碍，血液中由蛋白质分解而来的废物，如肌酐和尿素氮等不能完全通过尿液排出，堆积于血液之中，加重了肾功能不全，甚至引起尿毒症，这又使患者无法摄入较大量的蛋白质。所以糖尿病肾病患者选择开始控制蛋白质摄入的时机，以及控制蛋白质的程度十分重要。有些人不主张过早控制蛋白质摄入量，认为在血中肌酐水平在4毫克/分升以下时，每天蛋白质的摄入量可和正常人一样，当肌酐水平高于4毫克/分升后再限制蛋白质摄入量比较适宜。也有人主张早期限制蛋白质对患者有利。一致的看法是糖尿病肾病患者摄入蛋白质时要以质量胜数量，也就是说要多摄入优质动物蛋白，如瘦肉、蛋白和乳类，而不要过多地食用质量较低的植物蛋白，如豆制品。

糖尿病并发高血压患者的饮食如何安排

许多高血压患者通过限制饮食中的食盐量而使血压下降。如果患者伴有肥胖，首先应减肥，体重下降了也有利于血压控制。食盐摄入过多除了引起高血压外，还可能影响降血压药物的作用。

（1）坚持糖尿病饮食治疗黄金法则的同时，进一步限制盐的摄入。

（2）限制烹调用盐，每天总摄入量不超过 5 克。

（3）同时也要避免所有含盐量高的食品，常见的各种盐都需要限制。

（4）浓肉汁、调味汁、方便面的汤料末要尽量少用或不用。

（5）避免食用所有的腌制品、熏干制品、咸菜、酱菜。

（6）避免食用罐头制品的肉、鱼、蔬菜等。

（7）避免食用外卖油炸食品如比萨饼、薯条等。

（8）避免食用香肠、火腿等熟食。

糖尿病的饮食治疗

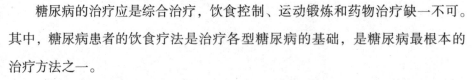

糖尿病患者食疗的目的是什么

（1）减轻胰岛负担，使血糖、血脂达到或接近正常值，并阻止或延缓心血管等并发症的发生与发展。

（2）维持健康，使成人能从事各种正常的活动，儿童能正常地生长发育。

（3）维持正常的体重。肥胖者减少能量摄入，可以改善受体对胰岛素的敏感性；消瘦者可使体重增加，以增强对疾病的抵抗力。

为什么说饮食疗法是治疗糖尿病的基础

糖尿病的治疗应是综合治疗，饮食控制、运动锻炼和药物治疗缺一不可。其中，糖尿病患者的饮食疗法是治疗各型糖尿病的基础，是糖尿病最根本的治疗方法之一。

不管属哪种类型糖尿病，病情轻重或有无并发症，都应该严格进行并长期坚持饮食控制。对糖尿病患者而言，只有在饮食控制和运动锻炼的配合下，药物治疗才能取得良好的降糖效果。否则，药物再好也很难发挥作用。

糖尿病患者食疗有哪些作用 »

糖尿病饮食疗法的核心是讲究"量"和"质"。"量"即饮食的总热量，"质"即饮食结构。

糖尿病饮食疗法的主要作用，就是通过调整患者的饮食结构和总热量，以达到预期的治疗目的。具体来说，饮食疗法对治疗糖尿病主要有 6 大作用：

（1）减轻胰岛负担

糖尿病患者都存在不同程度的胰岛功能低下的状况，热量过高可增加胰岛负担。

（2）增强胰岛素的敏感性

肥胖是发病的重要原因，会造成胰岛素抵抗，而减肥可以使过剩的脂肪减少，无疑将增强胰岛素的敏感性。

（3）纠正已发生的代谢紊乱

糖尿病即代谢紊乱疾病，通过合理饮食的摄入，可以使血糖接近正常，获得最佳的血脂水平，补偿蛋白质缺乏，保护心血管系统等。

（4）降低餐后高血糖

提倡多食用高纤维的缓慢性碳水化合物，降低餐后高血糖，减轻对 β 细胞的刺激，使血胰岛素水平下降。

（5）改善整体的健康水平

提高消瘦者的体重，促进青少年正常的生长和发育；满足妊娠和哺乳期代谢增加的需要；有助于糖尿病这种消耗性疾病的恢复。

（6）预防和治疗并发症

有利于预防和治疗急性或慢性并发症，如糖尿病肾病的低蛋白质病症、高血压和心血管疾病等。

糖尿病患者食疗的十大要点都有哪些

饮食疗法是治疗糖尿病的基本疗法，为使饮食疗法获得成功，糖尿病患者应牢记以下十条要点。

（1）养成正确、有规律的饮食生活习惯。

（2）在规定的热量范围内保证营养的平衡。

（3）每天饭量八分饱，副食荤素搭配，种类要多；主食粗细搭配，数量应少。

（4）养成饮食淡味的习惯。

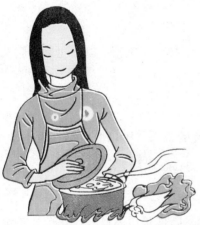

（5）不偏食、不挑食。

（6）牢记每天所需总热量及饮食量。

（7）饮酒，吃水果，外食（在饭馆、食堂或朋友家吃饭）也要计算在总热量之内。

（8）不宜过多饮酒，不宜吃零食。

（9）相信科学，不轻易听信传言用药。

（10）建立一个有利于健康长寿的糖尿病饮食方式。

怎样计算每日所需总热量

饮食是人体获取热量的主要来源，无论热量高或低，都会影响糖尿病病情的控制，因此糖尿病患者要控制病情就要掌握好每日摄取的总热量。每位糖尿病患者的身高、体重、年龄、性别、劳动强度等因素不同，所需的热量也会有所不同。

（1）青少年糖尿病患者每日所需总热量

❶ 如果年纪小于 11 岁，总热量（千卡）＝ 1000 ＋年龄 ×100。

② 如果年纪在 12～15 岁之间，患者的性别不同，其每日所需的总热量计算方法也不同。

> 男：总热量（千卡）= 1000 + 年龄 × 200；
>
> 女：总热量（千卡）= 1000 + 年龄 × 100。

③ 如果年纪在 15 岁以上，其每日所需总热量的计算方法与成人相同。

（2）成年糖尿病患者每日所需总热量

① 标准体重的计算公式为：

> 标准体重（千克）= 身高（厘米）- 105

如果实际体重与标准体重的差值小于标准体重的 10%，则属于理想体重；如果差值在标准体重的 10%～20% 之间，则属于超重；如果差值大于标准体重的 20%，则属于肥胖；如果差值小于标准体重的 20%，则属于消瘦。

② 体重指数 BMI 的计算公式为：

> BMI = 体重（千克）/ 身高^2（平方米）

如果 BMI 值在 18.5～23.9 之间，则属于正常体重；如果 BMI 值大于等于 24.0，则属于超重；如果 BMI 值大于等于 28.0，则属于肥胖；如果 BMI 值小于 18.5，则属于消瘦。

③ 每日所需热量的计算公式为：

> 总热量（千卡）= 标准体重（千克）× 每千克体重所需热量

每千克体重所需的热量可参见表 2-1。

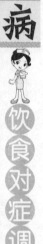

表 2 - 1　每千克体重所需热量标准表

单位：千卡

体型 \ 劳动强度	极轻劳动	轻度劳动	中度劳动	重度劳动
消瘦	20 ~ 25	35	40	40 ~ 45
正常	15 ~ 20	30	35	40
超重	20	25	30 ~ 35	35 ~ 40
肥胖	15	20 ~ 25	30	35

注：1 千卡 = 4.1868 千焦

例如，某糖尿病患者身高 170 厘米，实际体重 85 千克，是一名办公室文员，那么他每日所需的总热量计算过程如下：

❶ 标准体重 = 170 - 105 = 65 千克。

❷ BMI = $85/1.7^2 ≈ 29.4$，BMI 值大于 28.0，说明该患者为肥胖体型。

❸ 办公室文员属于轻度劳动，根据上表可以看出，该患者每千克体重所需热量数为 20 千卡。

所以他每日所需的总热量 = 65 × 20 = 1300 千卡。

掌握好自己每日所需总热量，有利于糖尿病患者合理分配饮食，从而有效控制病情。

什么是食物交换份

食物交换份是将食物按其所含营养成分的比例分为 7 类：生主食、新鲜蔬菜、新鲜水果、生肉或鲜蛋、浆乳类食品、油脂、干果。无论是哪种食物，每个食物交换份的食物都提供 376.56 千焦（90 千卡）的热量。同类食品的蛋白质、脂肪、碳水化合物的比例大体相当。同一类当中的不同种食品可以按照"食品交换份"相互交换而热量保持不变，例如，在谷薯类当中，50 克大米可以和 50 克白面或 50 克玉米面或 50 克干粉条及 6 ~ 8 块梳打饼干相互交换；在肉蛋类当中，50 克瘦猪肉可以和 1 个鸡蛋或 100 克鱼虾或 100 克豆腐干或 250 克豆腐相互交换。

糖尿病患者按照身高、体重、活动量算出一天需要多少热量，然后除以 90，就能得出一天需要吃多少份食物。在总份数不变的前提下，食物种类就可以丰富起来了。

不同类食物当营养素结构相似时，也可以互换，例如 25 克燕麦片可以和 200 克橘子互换，它们所含热量和碳水化合物基本相近。

在自由置换食物的同时一定要保证食物的多样性，而且通常主食类食物要占每天总份数的一半或一半以上。从一日的进食量分配来看，最常见的就是早餐占 1/5，午餐占 2/5，晚餐 2/5，或四餐各占 1/7、2/7、2/7、2/7。

因此，运用食物交换份法，糖尿病患者就可以比较自由地选择不同的食物，品尝不同佳肴，使饮食不再单调。

食物交换份的内容包括哪些 ≫

食物交换份是将食物按其所含营养成分的比例分为 7 类，每份各种食物都是提供 90 千卡热量，以便交换使用。这些食物包括：

（1）1 份各类生主食

包括米、面粉、小米、高粱、玉米、燕麦、荞麦，各种干豆类及干粉条等各 25 克；豆腐类约 100 克。

（2）1 份新鲜蔬菜类

各种绿色蔬菜，如茄子、番茄、菜花、黄瓜、丝瓜、苦瓜、冬瓜等 500 克；柿子椒、扁豆、洋葱、胡萝卜、蒜薹等 200 ~ 350 克；毛豆、鲜豌豆和各种根茎类蔬菜 100 克。

（3）1 份新鲜水果类

各种水果约 200 克。

（4）1 份生肉或鲜蛋类

各种畜肉约 25～50 克；禽肉约 70 克；鱼虾类约 80～120 克；鸡鸭蛋其中 1 个或者鹌鹑蛋 6 个。

（5）1 份浆乳类

100 克北豆腐，150 克南豆腐，240 毫升豆奶，110 毫升酸奶。

（6）1 份油脂类

约 10 克。

（7）1 份坚果类

15 克花生米或核桃仁；25 克葵瓜子、南瓜子；40 克西瓜子。

这里提供的分类方法比一般食物交换份粗略一些，但对糖尿病患者掌握和使用来说已经足够了。

怎么使用食物交换份 >>

懂得了什么是食物交换份，使用它也就不难掌握了。食物交换份给我们提供热能 90 千卡的各种食物的重量，让我们能在日常生活中自由调换，这样既能使我们的饮食种类丰富多彩，以享受正常人进食的乐趣，又不至于热量摄取过多或者过少。具体使用方法如下：

（1）估算适合于自己的总热卡量，此量与年龄、性别、活动量及胖瘦程度有关，年轻、男性、活动量较大而又偏瘦者每天热卡总摄入较多，而年长、女性、活动量较小、体重偏高者热卡总摄入量宜小。多数成人每天热卡摄入总量在 1500～2000 千卡之间。

（2）将热卡摄入总量除以 90，计算出每天自己应吃多少份食物，一般在 16～22 份之间。

（3）在上述的 7 类食物中选择自己今天想吃的品种。在使用食物交换份时，最好在同类食物中进行交换，也就是说粮食换粮食、肉类换肉类、蔬菜换蔬菜、水果换水果，以保证饮食的均衡。当然，不论何种食物，只要同是 1 份，那么它提供的热量就是 90 千卡，也就是说，不同类食物之间互换也是可以的。

怎样合理调整三大营养素的比例

饮食中糖类、脂肪、蛋白质三大营养素的比例，要合理安排和调整。既达到治疗疾病的目的，又要满足人体的生理需要。

(1) 糖类

糖尿病患者饮食中糖类应占总热量的55%～60%。一般成年患者每日糖类摄入量应控制在200～350克。肥胖者酌情可控制在150～200克。营养治疗开始时应严格控制糖类的摄入量，即每日约200克。经治疗症状有所改善后，如血糖下降、尿糖消失，可逐渐增加至250～300克，并根据血糖、尿糖和用药情况随时调整。

在计算糖类的量和在食物中的供能比例时，还要考虑食物的血糖指数。糖尿病患者应选择血糖指数低的糖类。一般来说，粗粮的血糖指数低于细粮，复合糖类低于精制糖。故糖尿病患者宜多食用粗粮和复合糖类，少用富含精制糖的甜点。若食用水果，应适当减少主食量。

(2) 蛋白质

蛋白质摄入量不应超过每日总热量的15%。以每日每千克体重0.8～1.2克为宜。发育期的青少年及孕妇、乳母或特殊职业者及其他并发症的患者可酌加至1.5克左右。

对于有糖尿病肾病等并发症的患者，由于高蛋白饮食可加重肾小球病变，因此应适当减少蛋白质摄入量，并以动物性蛋白质代替植物性蛋白质。

(3) 脂肪

每日脂肪摄入总量不能超过总热量的30%，以每日每千克体重0.6～1克为好，如肥胖患者，尤其血脂过高或动脉硬化者，脂肪摄入量应视具体情况进行调整。

糖尿病患者控制饮食总是饿怎么办

糖尿病患者在最初控制饮食时，饥饿感非常明显，常难以忍受。事实上，饥饿感是糖尿病的一种症状，病情改善后，就会随之减轻。另外，食量与习惯相关，减少食量会感到饥饿，但为了治疗疾病，要学会适应。控制饮食时可采用如下办法对付饥饿感。

首先，控制饮食要循序渐进。如果主食量限制过快，一下子从吃得很多降至300克以下，难以耐受，对机体恢复也不利。因此，可每周减少主食100~200克，一般1个月左右应限制到每天300克左右。

其次，调整饮食结构。应多吃低热能食品，如黄瓜、大白菜、豆芽、菠菜、冬瓜、南瓜、韭菜、青椒、莴笋、茄子、菜花及海藻类、蘑菇类、豆腐等；多选用粗杂粮代替细粮，如莜麦面、三合面、玉米面制作的馒头、面条等；高纤维食品可使胃排空延缓、肠运转时间改变，可溶性纤维在肠内形成凝胶，可使糖的吸收减慢，同时可以增加耐饥力，高纤维食物包括麦麸、玉米皮、甜菜、海藻类植物等。此外，糖尿病患者可在每餐前先吃一碗蔬菜（含碳水化合物4%以下的蔬菜任选一种，少用油），以增加饱腹感，然后再进正餐。

最后，少食多餐。两餐之间饥饿时，可吃些黄瓜、番茄（西红柿）等来加餐，不过加餐的量要记得从正餐中减去。

第三节
糖尿病患者的饮食宜忌

为什么无糖食品也不宜多吃

无糖食品是不含蔗糖、淀粉糖等的食品，有不少糖尿病患者误认为食用无糖食品能控制血糖，可以放心吃。但只要是含淀粉、蛋白质或脂肪类的食品就含有热能，热能使血糖升高。糖尿病患者把"无糖食品"当作首选，无限制地摄入，照样会引起血糖升高，加重病情。

糖尿病的饮食疗法主要是控制主食和副食的摄入量，而不是糖的摄入量，因此即使是无糖食品也不能无限量食用，也应该有限制地进行食用，任何过度增加进食量的做法都会造成病情加重。

糖尿病患者为什么忌多吃腌制食品

腌制食品通常是指以盐为主制成的产品，常见的腌制食品有蘑菇、腊肉、腊肠、酸菜、咸鱼、香菜心、生姜等，水果有时也用来腌制。

腌制食物中，盐含量很高，同时含有一定量的亚硝酸盐，糖尿病患者摄入钠盐不宜过多，高钠易诱发高血压和动脉硬化。而高血压和糖尿病就像孪生兄弟一样，都是代谢综合征的主要危险因素，不论是哪种病先发生，都会加重对心、脑、肾、血管等靶器官的损害。此外，腌制食物还是导致胃癌的最主要原因，世界卫生组织已把腌制食物列为垃圾食品。

糖尿病患者为什么宜多吃粗粮 》》

近年来，随着生活水平的提高，人们的主食都已变成以粳米、白面为主，玉米、高粱等粗粮在主食中的比例逐渐减少，燕麦、莜麦、荞麦、苦荞麦这些原来谁都不爱吃的东西则成为稀罕之物。实际上这些粗粮对糖尿病的控制十分有利，这类食品比例减少，也是造成肥胖、高血压、糖尿病的原因之一。

所以，应该鼓励大家食用粗粮，返璞归真。当然，如果天天顿顿都吃粗粮，对不少人来说是难以接受的，那样吃反倒不能持久，所以最好是混合食用，比如说每天吃 1~2 顿粗粮，或者每顿吃一半粗粮等。

糖尿病患者为什么要多吃优质蛋白质 》》

糖尿病患者的蛋白质供应，传统多以植物蛋白质如豆类、豆制品为主。但专家们经过临床观察研究后认为：植物蛋白质所含非必需氨基酸较多，生物利用率低；而且植物蛋白质分子颗粒较大，在肾脏滤过时可造成滤过损伤，能加速肾小球毛细血管的硬化和加重肾脏负担。

学者们并不主张糖尿病患者过多摄食植物蛋白质。相反，某些动物蛋白质为优质蛋白质，如奶类、禽蛋类、水产类的蛋白质，所含必需氨基酸较多，利用率高，营养价值好。并且这类蛋白质颗粒小，肾脏滤过不会引起滤过损伤，对肾脏有保护作用，对糖尿病患者的血糖水平亦无不良影响。

所以，专家建议糖尿病患者在蛋白质的供应上应以优质蛋白质的食物为主，而不是植物蛋白质。

糖尿病患者喝牛奶有什么好处 》》

牛奶是非常适合于糖尿病患者饮用的一种食品，含有大量的水分，丰富的蛋白质、维生素和微量元素，以及适量的脂肪，能给糖尿病患者提供多种营养成分，而且对血糖、血脂影响又不大。另外，值得指出的是中国人普遍缺钙，进入中老年后缺钙情况加重，得了糖尿病后缺钙的问题更加显著，老年糖尿病患者骨质疏松，甚至造成骨折的情况相当普遍，所以补钙是糖尿病患者所必需的。牛奶中含有丰富的钙盐，每天喝两瓶半磅的牛奶，对钙的补充有很大意义。现在多数学者主张：吃药补钙，不如喝斤牛奶。每天 1 斤牛奶，补钙足矣。所以提倡糖尿病患者喝牛奶，一般用作早餐或者加餐。需要注意的是糖尿病患者喝奶时不能加糖。

为什么糖尿病患者忌吸烟

糖尿病患者绝对不能吸烟，一支都不能吸，有吸烟习惯的糖尿病患者必须尽快戒烟。众所周知，吸烟对人体有百害而无一利，这里就不再赘述。对于糖尿病患者来说，害处就更大。首先，烟碱会刺激肾上腺素分泌，而肾上腺素是一种兴奋交感神经并升高血糖的激素，可造成心动过速、血压升高、血糖波动，对患者十分不利。另外，对糖尿病患者威胁最大的就是血管病变，特别是阻塞性血管病变。

糖尿病患者血管内壁往往不光滑，血液黏稠度大，红细胞变形能力下降，本来就容易发生血管阻塞。吸烟会造成血管进一步收缩，特别容易造成大大小小的血栓阻塞血管；阻塞了脑血管就是脑血栓或腔隙性脑梗死；阻塞了心脏血管就是心绞痛或心肌梗死；阻塞了下肢血管就是下肢缺血甚至坏死；阻塞了肾脏或眼底血管，也会加重糖尿病肾病或者严重影响视力，后果严重。所以糖尿病患者一定不能吸烟，无论是哪一种烟都是如此。

糖尿病患者饮食为什么宜淡、宜暖、宜缓

（1）饮食宜淡

饮食口味过重，对人身体不利，淡食有益于身体，所以前人很早就总结

了"淡食最补人"的摄食格言。对糖尿病患者，尤其并发肾病的患者，日常饮食除了应遵循一般的保健要求外，更要注意少吃高盐食物。

(2) 饮食宜暖

糖尿病患者的饮食温度要适中，过烫或过寒的饮食都将引起不良反应。按照中医理论，人的脾胃特点之一是喜暖而怕寒，所以生冷的食物不宜多吃。

(3) 饮食宜缓

吃饭时不要暴饮暴食、粗嚼急咽，否则会影响消化吸收，还会加重胃和胰腺等脏器的负担，时间一长，容易导致一些疾病的发生，加重病情。

为什么说不吃主食来控制血糖是错误的

有些人认为，在糖尿病的治疗中，重要的是饮食治疗，而饮食治疗是以控制主食摄入量来达到控制血糖升高的目的。这种想法是不正确的。

因为葡萄糖是体内能量的主要来源。若不吃主食或进食过少，葡萄糖来源缺乏，身体就必然要动用脂肪，脂肪在体内分解生成脂肪酸，并在体内燃烧后释放出能量。脂肪酸产生过多时，常伴有酮体生成，经肾脏排泄可出现酮尿。因此，无论是正常人还是糖尿病患者，每日主食都不能少于150克，即糖类进量不能低于150克，否则容易出现酮尿。

此外，不吃主食也可以出现高血糖。由于体内需要热量，在饥饿状态下，需动用蛋白质、脂肪，使之转化为葡萄糖，以补充血糖的不足。长此下去，患者可出现形体消瘦，抵抗力减弱，很容易出现各种并发症。

糖尿病患者为什么要少吃大枣

大枣性温，味甘，具有补益脾胃、调和药性、养血宁神的功效，是中医处方里最常见的一味中药。现代营养学则认为，大枣含有蛋白质、多种氨基酸、胡萝卜素、维生素 A、维生素 B_2、维生素 C、铁、钙、磷等，对肝脏、心血管系统、造血系统都很有益。

但同其他食物一样，大枣的含糖量非常高，糖尿病患者吃后会使血糖很快升高，所以应少吃或不吃。如果想吃，每次 1～2 枚就好。

全脂牛奶的益处有哪些 >>>

糖尿病患者的健康离不开全脂牛奶。从我国流行病调查资料看，65 岁以上的老年人由糖尿病、心脑血管病等引发的住院率、残疾率相当高，牛奶对改善这种状况能起到相当大的作用。

牛奶中钙、磷、钾等微量元素含量丰富，每升牛奶可提供 1200 毫克的钙，且极易被人体吸收利用，多喝牛奶比每天口服钙片更易于钙的吸收，更能减少对胃肠道的刺激，是补充钙质的最好来源，也是预防中老年骨质疏松症的最佳食补，并有效地维持了人体酸碱的平衡。

牛奶中维生素 A、维生素 D、维生素 B_2 含量丰富，这些营养素的吸收利用有助于防治心脑血管疾病及糖尿病。专家指出，从预防和康复的角度讲，乳类均是首先推荐的理想食品，牛奶中的维生素和矿物质含量为食品之首。

全脂牛奶中的胆固醇含量很少，并且具有降低胆固醇和抑制其吸收的乳清酸、3－羟基－3－甲基戊二酸等成分，因此对于伴有高血压和冠状动脉硬化性心脏病的糖尿病患者，同样可以食用全脂牛奶，而不必担心牛奶中有较多的脂肪而不敢喝。全脂牛奶是一种均衡的食品，现代医学研究表明，牛奶中还含有磷脂、某些不饱和脂肪酸等生理活性成分，对人体健康具有综合效应。

糖尿病患者不宜盲目控制饮水 >>>

多饮、多尿是糖尿病患者的主要症状。医生在向患者询问病史及了解治疗效果时，也常询问患者是否口渴，每天喝多少水等。所以，有些患者误认为多饮、多尿症状是由于喝水过多引起的，只要少喝水，就可以控制多饮、多尿症状，于是就盲目地控制饮水量，即使口渴也不愿喝水或尽量少喝水。这样虽然表面上多饮、多尿症状减轻了，但病情却加重了。

糖尿病患者多吃盐有何坏处

食盐中含有钠，而糖尿病患者体内环境对钠离子的浓度变化十分敏感，当体内钠离子浓度高时，会增加血容量，加重心、肾负担。糖尿病患者吃得过咸不但可引起血容量增加而致血压升高，加重肾脏、眼底及心脏负担，促进或加重血管并发症，而且能激活和促进小肠内葡萄糖分解酶的活性，使糖的吸收加快，导致餐后血糖上升。

正常情况下，一个成年人每天食盐摄入量应为6克。糖尿病患者每天食盐摄入量应以4~5克为宜，如伴有合并高血压、冠心病、脑血管病变和肾脏病变等疾病，每天食盐摄入量应控制在3~4克，其中包括食用的酱油。一般20毫升酱油中含盐2~3克。

另外，糖尿病患者最好不吃腌制的菜食。

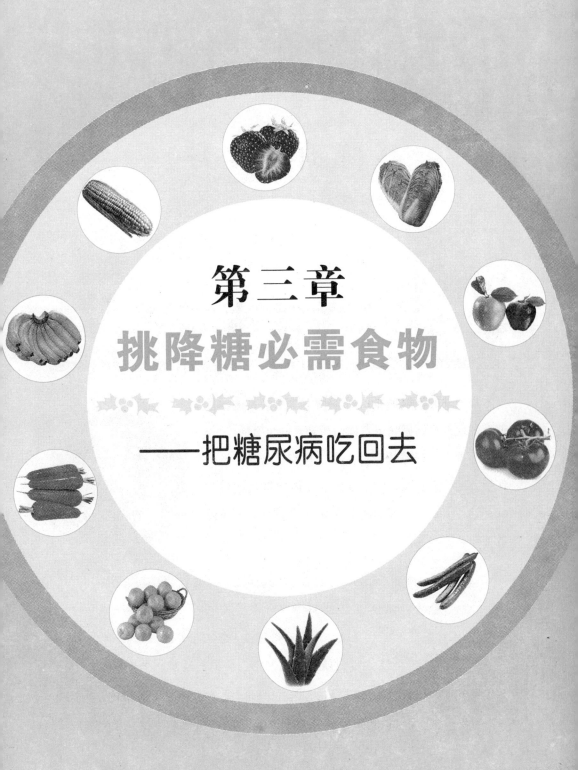

第三章
挑降糖必需食物

——把糖尿病吃回去

第一节 降糖主食类

小米

补充色氨酸、B 族维生素，能降低血糖。

·每·日·宜·食·用·量·

每日 100 克为宜。

降 糖 解 析

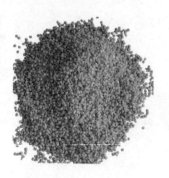

小米中的色氨酸是所有谷物中含量较高的，能够有效地补充糖尿病患者体内所缺乏的色氨酸。

小米中含有的 B 族维生素，具有显著降血糖的作用。据研究表明，B 族维生素在体内糖代谢过程中起到了关键性作用，能够明显地降低体内的血糖浓度。

营 养 小 档 案

【性味归经】味甘、咸，性凉。归肾经、脾经、胃经。

【营养功效】富含蛋白质、脂肪、膳食纤维、糖类、维生素 B_1、维生素 B_2 以及钙、磷、铁等矿物质。小米的营养价值与大米相比，约高 2~7 倍，维生素 B_1 含量高 1~4 倍，维生素 B_2 含量高约 1 倍，铁的含量也高 1 倍。小米因富含维生素 B_1、维生素 B_{12} 等，具有防治消化不良及口角生疮的功效。小米具有防治反胃、呕吐的功效，还具有滋阴养血的功能，可以使产妇虚寒的体质得到调养，帮助她们恢复体力。

饮食宜忌

男女老少皆宜，脾胃虚弱者、反胃作呕者及产妇尤宜用。糖尿病患者可适量食用。相比较而言，小米的蛋白质中色氨酸、蛋氨酸的含量很多，但赖氨酸的含量比较低，因此，和豆类或肉类同食，小米的营养价值会大大增加。

这样吃最降糖

小米烙饼

原料 面粉 300 克，小米 500 克，大葱 50 克，盐 8 克，花椒粉 2 克，花生油 100 毫升。

做法

① 将大葱洗净，切成葱末备用。

② 将小米淘洗干净，倒入沸水锅内，用大火煮约 10 分钟，待小米煮至八成熟时捞出，放在盆内，待水分收尽。

③ 在小米盆内加入面粉、葱末、精盐、花椒粉揉匀揉透，然后搓成长条，分成大小均匀的剂子，擀成直径约 25 厘米的大圆饼，即为小米饼生坯。

④ 平底锅内倒入花生油，烧热后放入圆饼，待饼熟即可食用。

腊肉小米饭

原料 小米 120 克，生腊肉 30 克，油菜心 7 克，盐 2 克。

做法

① 将小米淘洗干净，择出杂质，沥干水；油菜洗净，挤去水，切成末状；腊肉切成小颗粒，放入盘中备用。

② 铝锅中倒入适量水，烧沸后放入小米、腊肉粒、油菜末、精盐，再次烧沸后改用小火焖煮，煮熟后即可食用。

玉米

能有效降低血糖浓度，辅助控制血糖含量。

·每·日·宜·食·用·量·

每日60克为宜。

降 糖 解 析

玉米含有丰富的铬，铬对糖类的代谢起着重要作用，可增加胰岛素的效能，促进机体利用葡萄糖，是胰岛素的加强剂。

玉米含有丰富的硒元素，硒能够有效阻断胰岛 β 细胞被氧化的途径，从而让胰岛恢复功能，改善糖尿病症状，降低血糖浓度。

营 养 小 档 案

【性味归经】味甘，性平。归肝经、胆经、膀胱经。

【营养功效】玉米的营养较为丰富，含有蛋白质、脂肪、淀粉、维生素 B_1、维生素 B_2、维生素 B_6、维生素 A、维生素 E、胡萝卜素、纤维素以及钙、磷、铁等。玉 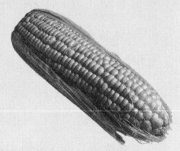 米含有丰富的不饱和脂肪酸，它和玉米胚芽中的维生素 E 协同作用，可降低血液胆固醇浓度并防止其沉积于血管壁，对冠心病、动脉粥样硬化、高脂血症及高血压等都有一定的预防和治疗作用。

 饮食宜忌

不要食用发霉的玉米，玉米发霉后会产生强致癌物黄曲霉素，严重影响健康。

玉米蛋白质中缺乏色氨酸，单一食用易发生癞皮病，以玉米为主食的人应多吃豆类食品。

这样吃最降糖

玉米饼

·原料 玉米粒 1 小碗（大概有 100 克），蒜 1 瓣，韭菜 3 根，鸡蛋 1 个，面粉、酱油、盐各适量。

·做法

① 韭菜切碎，蒜切碎，放到盛玉米粒的碗里，鸡蛋也打进去。

② 碗中加点鲜味酱油，盐搅匀，加 1 大匙水，3 大匙面，搅成糊糊。

③ 锅加热，放一点油，转小火。舀入糊糊，用铲子稍微摊平一下。

④ 底面煎成漂亮的金黄色之后，就用铲子和筷子翻面（因为是很小的小饼，所以，翻面也很容易），把另一面也煎黄之后，就可食用了。

玉米山药粥

·原料 玉米粉 100 克，山药 50 克，冰糖适量。

·做法

① 玉米粉放入碗中，加入开水，调成厚糊；山药洗净，上笼蒸熟，剥去外皮，切成小丁。

② 锅内加入约 1000 毫升清水，大火烧沸，用筷子缓缓拨入玉米糊，改用小火熬煮 10 分钟，下入山药，煮至粥熟，加入冰糖调味即成。

黑米

能有效分解糖类，降低葡萄糖的吸收速度。

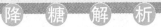

·每·日·宜·食·用·量·

每日 50 克为宜。

降糖解析

黑米中含有大量的膳食纤维，可有效降低葡萄糖的吸收速度，食用后不会造成血糖的剧烈波动，很适合糖尿病患者食用。

此外，黑米含有的黄酮类活性物质能很好地阻碍氧化反应，达到体内糖类被有效分解的目的，进而达到降血糖的功效。

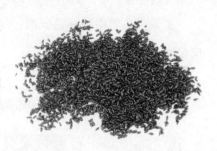

营养小档案

【性味归经】味甘，性平。归脾经、胃经。

【营养功效】黑米营养丰富，其中的赖氨酸、精氨酸含量是大米的3倍，铁含量是普通大米的6倍左右，滋补效果较佳，因此被人们称为"黑珍珠"。

多食黑米对于少年白发、妇女产后虚弱、病后体虚以及贫血、肾虚均有很好的补养作用。黑米中的钾、镁等矿物质还有利于控制血压，大大减少患心脑血管疾病的风险，所以兼有心脑血管疾病的糖尿病患者要把黑米作为膳食调养的一部分。

 宜忌

黑米的外皮不容易煮烂，食用容易引起急性肠胃炎，所以患有消化系统疾病的朋友尽量不要食用未煮烂的黑米。黑米与大米同食，滋补效果更佳。

这样吃最降糖

黑米银耳粥

·原料 黑米30克，粳米70克，银耳（干）20克。

·做法

❶ 将银耳泡软后摘去老蒂。

❷ 先将黑米与粳米一起放入清水中淘洗干净，加清水适量，煮约1小

时后，加入银耳继续煮约 30 分钟即可。

黑米桂花粥

· **原料** 黑米 100 克，红豆 50 克，莲子 30 克，花生 30 克，桂花 20 克。

· **做法**

① 黑米洗净，浸泡 6 小时；红豆洗净，浸泡 1 小时；莲子洗净，花生洗净，沥干备用。

② 锅置火上，将黑米、红豆、莲子放入锅中，加水 1000 毫升，大火煮沸后换小火煮 1 小时。

③ 加入花生，继续煮 30 分钟。最后加入桂花拌匀，煮 3 分钟即可。

薏米
降血糖、降血压的良好主食。

· 每·日·宜·食·用·量·

每日 50～100 克（熟重）为宜。

降 糖 解 析

薏米含有丰富的多糖 A，能降低人体血糖活性，糖尿病患者可适量食用。

有学者研究发现：薏米水提取物能显著降低血糖，可用于制成降糖保健品。

营 养 小 档 案

【性味归经】味甘，性凉。归脾经、胃经、肺经、大肠经。

【营养功效】薏米富含蛋白质、B 族维生素、维生素 E、钙、锌、铁、硒、食物纤维等成分，是一种营养均衡的食品。薏米具有促进新陈代谢和减少胃肠负担的作用，可作为病中或病后体弱患者的补益食品。

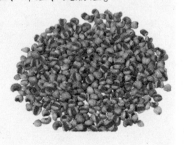

薏米还能增强肾功能，有利尿作用，经常食用对风湿性关节炎、水肿肥胖、脂肪肝、衰老等有治疗效用，民间薏米的偏方还可除平疣。同时薏米能够扩张血管，有助降低血压。

饮食宜忌

薏米可作粮食吃，煮粥、做汤均可。夏秋季和冬瓜煮汤，清暑利湿功效显著。大便燥结、便秘、滑精、精液不足、小便多者及孕妇不宜食用。

这样吃最降糖

薏米冬瓜汤

原料 薏米 20 克，冬瓜 300 克，白扁豆 30 克，姜片、葱段、盐、味精各适量。

做法

❶ 薏米、白扁豆分别淘净；冬瓜洗净，去皮、瓤，切片。

❷ 炖锅内放入薏米、冬瓜、白扁豆、姜片、葱段，加 1200 毫升水，大火烧沸，改用小火炖煮 35 分钟，加盐、味精调味即成。

山药薏米粥

原料 山药、薏米各 30 克，莲子 15 克，大枣 10 枚，小米 50 克。

做法

❶ 将山药切细；莲子去芯；大枣去核。

❷ 等薏米淘洗干净后一起与小米共煮成粥即成。

燕麦

减肥、降糖的最佳选择。

·每·日·宜·食·用·量·

每日40克（干重）为宜。

降糖解析

　　燕麦是一种含糖量低，营养和能量较高的食品。它含有的水溶性纤维，可以有效地平缓饭后血糖浓度上升，有助于糖尿病患者控制血糖浓度；燕麦含有的抗氧化成分，可以抑制细胞中的黏性分子，有效地减少血液中胆固醇含量，及时清理血液中的"垃圾"，进而降低血液中的血糖，达到预防糖尿病发生的目的。

营养小档案

　　【性味归经】味甘，性温。归脾经、肾经、大肠经。

　　【营养功效】燕麦的脂肪含量居所有谷物之首，而且其脂肪主要由单一不饱和脂肪酸、亚麻油酸和次亚麻油酸所构成。燕麦含有维生素 B_1、维生素 B_2、维生素 E 及叶酸等，可以改善

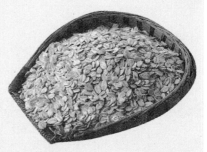

血液循环，帮助消除疲劳，又有利于胎儿的生长发育。燕麦营养价值极高，是名副其实的保健佳品。此外，燕麦中丰富的纤维素有润肠通便的作用，可以帮助老年人预防肠燥便秘，并有预防脑血管病的功效。

饮食宜忌

　　燕麦一次不宜吃太多，否则会造成胃痉挛或是胃胀气。

这样吃最降糖

燕麦面条

原料 燕麦面 350 克，香菜 3 棵，黄瓜、白萝卜各 1 个，蒜蓉 15 克，酱油、精盐、醋、麻油各适量。

做法

❶ 把燕麦面倒进盆里，拿开水烫面，制成面团，揪小一点的剂子，搓成细条，码在笼屉中，蒸熟。

❷ 黄瓜、白萝卜切丝，香菜切末备用。

❸ 把蒜蓉、酱油、精盐、醋、麻油倒在小碗里，调成卤汁。

❹ 把面条取出，拌散，放在碗里，放黄瓜丝、香菜末、白萝卜丝，淋上卤汁，拌匀。

红豆燕麦粥

原料 燕麦片 100 克，红豆 50 克。

做法

❶ 红豆淘净。

❷ 锅内放入红豆，加水适量，小火煮至红豆熟烂，下入燕麦片搅匀即成。

荞麦

"药食两用"的降糖粮食珍品。

·每·日·宜·食·用·量·

每日 60 克（熟重）为宜。

降 糖 解 析

　　荞麦尤其是苦荞营养成分非常丰富，被专家誉为粮食中的"全能冠军"。苦荞中含有的荞麦糖醇，具有调节胰岛素活性的功能，从而达到降糖的作用；苦荞富含黄酮类物质，尤其是其中的芦丁，能够加快胰岛素分泌，改善血管渗透性，以此来降低体内的血糖浓度。荞麦含有的膳食纤维达到 5.2%，而膳食纤维能够延缓淀粉的消化速度，以此来减轻饭后血糖猛然增高的情况。

荞麦含有一种特殊的化合物，这种化合物在动物和人体的葡萄糖代谢和细胞信号传输中担当着重要作用，能预防糖尿病。

营养小档案

【性味归经】味甘，性凉。归脾经、胃经、大肠经。

【营养功效】荞麦，富含水分、蛋白质、脂肪、食物纤维、糖类（即碳水化合物）、维生素 B_1、维生素 B_2、维生素 P、钙、磷、铁、钾、钠等多种营养素。荞麦中又含有大量的黄酮类化合物，这些物质能促进细胞增生，并可防止血细胞的凝集，还有调节血脂、扩张冠状动脉并增加其血流量等作用。

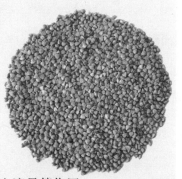

 宜忌

脾胃虚寒、畏寒便溏者不宜食用，食之易动寒气。

荞麦不可一次食用过多，否则难以消化。

这样吃最降糖

荞麦韭菜包

原料 荞麦粉 100 克，鸡蛋 50 克，韭菜 10 克，虾米 2 克，姜 2 克，盐 2 克，香油 5 克。

做法

❶ 将鸡蛋磕入碗内，搅打均匀，加入精盐，煎成蛋饼，取出切碎。

❷ 韭菜择洗干净，切成末；虾米用水涨发洗净切成末；姜洗净切成末。

❸ 将鸡蛋、虾米、韭菜、姜放入盆内，加入调味品拌匀，调成素馅。

④ 将荞麦粉加水，和成软硬适中的面团，搓成条，分成均匀的剂子，擀成包子皮，包入素馅制成包子生坯。

⑤ 将包子生坯摆入屉中，用旺火沸水蒸约 20 分钟即可食用。

荞麦片羊肉汤

• **原料** 荞麦面粉 150 克，羊肉 50 克，苹果半个，姜片、葱段、干淀粉、胡椒粉、盐、鸡精各适量。

• **做法**

① 取一大盆，放入荞面粉、清水、干淀粉，和成面团，将面团搓成长条，揪成剂子，擀成面片；羊肉、苹果分别洗净，切片。

② 锅中放入羊肉、苹果、姜片、葱段，加适量水，大火烧沸，改用小火煨炖至肉熟，加入荞麦面片煮熟，撒入胡椒粉、盐、鸡精调味即成。

麦麸

减缓糖类吸收速度，降低餐后血糖。

·每·日·宜·食·用·量·

每日 20～30 克为宜。

降 糖 解 析

麦麸含有大量的膳食纤维，能够减缓糖类的吸收速度，使血糖波动的高峰降低；同时麦麸中的铬可以提高胰岛素的敏感性，保护胰岛 B 细胞的功能，使血糖平稳，对于改善餐后血糖的波动有良好作用，所以对缓解糖尿病很有效果。

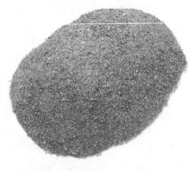

高纤维食品可延缓胃排空时间，增强饱腹感，使摄入食物和热量减少，有利于控制糖尿病病情。

营养小档案

【性味归经】味甘、辛，性温。归脾经、胃经。

【营养功效】麦麸可利用能值高，蛋白质含量高，它的氨基酸组成较为平衡，消化率也较高，维生素 B 族及维生素 E 含量高，维生素 A、维生素 D 较少，矿物质含量丰富，脂肪中不饱和脂肪酸纤维含量较高。麦麸中含丰富的 B 族维生素，可预防周围神经功能障碍。

常食麦麸可降低血液中雌激素的含量，可预防乳腺癌。

宜忌

过多食用麦麸的膳食纤维会使其在肠道里堆积发酵，引起腹泻、胀气等不适感，还影响其他微量元素的吸收。

这样吃最降糖

麸皮粥

·原料 粳米 100 克，小麦麸 20 克，盐 2 克。

·做法

❶ 将粳米淘洗干净，用冷水浸泡半小时，捞出，沥干水分。

❷ 将粳米放入锅中，加入约 1000 毫升冷水，大火烧沸后改用小火熬煮，待米粥将成时倒入麸皮，加入盐搅匀。

❸ 待再次煮沸，即可盛起食用。

麦麸饼

·原料 麦麸 150 克，小麦粉 30 克，猪瘦肉 15 克，油 5 克，盐适量。

·做法

将猪肉剁蓉，加入麦麸、小麦粉，用油、盐调味，做成饼团蒸熟当主食吃。

红薯

能调节血糖浓度的"营养最均衡食品"。

·每·日·宜·食·用·量·

每日150克为宜。

降 糖 解 析

红薯富含膳食纤维和果胶，可以阻止碳水化合物转化为脂肪，提高机体对葡萄糖的吸收和转化，从而可以调节血糖。

红薯含有丰富蛋白质、纤维素、多种维生素和赖氨酸，其中β-胡萝卜素、维生素E和维生素C尤多。

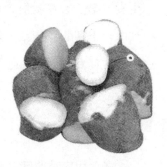

营 养 小 档 案

【性味归经】味甘，性平。归脾经、胃经、大肠经。

【营养功效】红薯中含有丰富的蛋白质、纤维素、维生素C和钠、钾、铁等多种微量元素，具有抗癌、降低胆固醇、增强人体免疫力等功效。红薯含有大量的纤维素和果胶，能刺激消化液分泌及肠胃蠕动，有预防便秘的作用。另外，红薯还是一种理想的减肥食品，它含的热量非常低，可起到减肥作用。

宜忌

宜与米面搭配食用，并配以菜汤，以免肚胀排气。

千万不要吃变质、发硬、味苦的红薯或霉变的红薯干，以免引起中毒；最好不要吃凉红薯，以免导致胃腹不适。红薯不宜与柿子同吃。

红薯蒸饺

原料 红薯 150 克，面粉 50 克，猪肉 10 克，麻油 5 克，姜末 2 克。

做法

① 把红薯蒸熟后压成薯泥，加面粉搓匀成团。

② 把猪肉剁成肉末，待油锅烧热时，把猪肉末、姜末放入炒散，然后加上其他调味料，煸熟入味时起锅。

③ 把炒好的肉末等拌上葱，做成肉馅；用肉馅做成饺子，蒸熟即可食用。

红薯姜粥

原料 红薯 400 克，姜片、白砂糖各适量。

做法

① 红薯去皮，洗净，切小块。

② 锅内放入红薯，加适量清水，煮至红薯熟透变软，加入白砂糖、姜片，再煮片刻即可。

降糖水果类

苹果

稳定血糖，对糖尿病有一定的预防作用。

·每·日·宜·食·用·量·

每日1个为宜。

降 糖 解 析

苹果所含的果胶，能预防胆固醇增高，减少血糖含量；苹果中的可溶性纤维可调节机体血糖水平，预防血糖骤升骤降。所以适量食用苹果对防治糖尿病有一定的作用。

营 养 小 档 案

【性味归经】味甘、微酸，性平。归胃经、脾经。

【营养功效】苹果富含蛋白质、糖、钙、磷、胡萝卜素、维生素 B_1、维生素 B_2、维生素 C、烟酸、纤维素等营养素。苹果中的维生素 C 能促进胆固醇转化，降低血液中胆固醇和甘油三酯的含量，有预防高血压、动脉硬化及冠心病的作用，还能避免胆结石生成。

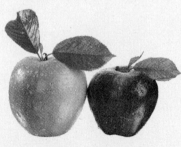

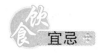

宜忌

苹果中含有果酸，会腐蚀牙齿，所以最好养成吃完苹果就漱口的习惯。虽然它可以稳定血糖，但是因其含有糖类物质，所以要注意用量，每天 1～2 个即可，不要多食。此外，苹果中的钾元素含量很高，肾病患者最好少吃。

这样吃最降糖

胡萝卜苹果汁

·原料 苹果 1 个，胡萝卜 1 个，芹菜梗 25 克。

·做法

① 胡萝卜、芹菜梗分别洗净，切小丁；苹果洗净，去蒂除核，切小丁。

② 胡萝卜丁、苹果丁和芹菜丁分别放入榨汁机中榨汁。

③ 将三种食物所榨的汁混合后调匀即可。

苹果芹菜汁

·原料 苹果 400 克，芹菜 300 克，盐、胡椒适量。

·做法

① 将苹果、芹菜洗净，分别切成条、块状。

② 放入榨汁机中，加适量水，榨汁过滤后，加盐、胡椒调味。

香蕉 可使尿糖相对降低，有效缓解病情。

·每·日·宜·食·用·量·

每日宜食 1～4 个。

降糖解析

香蕉营养丰富，含糖量较高，其中葡萄糖和果糖的比例为 1：1。糖尿病患者进食香蕉后并不见尿糖增多，故可以有效保持血糖稳定，可作为糖尿病患者的加餐果品。

香蕉中含有丰富的钾元素，常吃香蕉具有显著降低血压的功效，对预防糖尿病并发高血压症有益。此外，香蕉的膳食纤维含量丰富，老年糖尿病患者经常食用香蕉可预防便秘。

营养小档案

【性味归经】味甘，性寒。归胃经。

【营养功效】香蕉含有丰富的糖类、蛋白质、脂肪、钙、磷、铁、胡萝卜素、维生素 B_1、维生素 B_2、维生素 C、粗纤维等营养成分，特别是含钾量较高。香蕉富含钾，多吃香蕉可预防高血压等心血管疾病。美国科学家研究证实，连续 1 周每天吃两根香蕉，可使血压降低 10%。

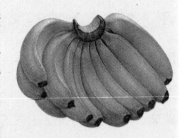

香蕉中的镁不仅能缓解疼痛，而且具有消除疲劳的作用。

宜忌

脾胃虚寒、便溏腹泻者不宜多食、生食；急慢性肾炎及肾功能不全者忌食。不要随便吃生香蕉，否则不仅不会减轻便秘的症状，还会使得病情更为严重。

这样吃最降糖

香蕉糯米粥

● 原料 香蕉 1 根，糯米 50 克。

● 做法

❶ 糯米淘洗干净，用清水浸泡 6 小

时；香蕉洗净，去皮，切小丁。

❷ 锅置火上，放入糯米和适量清水煮至糯米熟透，加入香蕉丁煮 5 分钟即可。

香蕉百合银耳汤

· **原料** 香蕉 300 克，干银耳 20 克，鲜百合 100 克。

做法

❶ 将干银耳泡水 2 小时，除去老蒂及杂质后撕成小朵，加水入笼蒸 30 分钟取出备用。

❷ 将香蕉洗净去皮后切成片；百合洗净去蒂。

❸ 将所有材料放入炖盅，入笼蒸 40 分钟即可。

橘子

能有效预防糖尿病患者并发视网膜出血症。

·每·日·宜·食·用·量·

每日 1~2 个为宜。

降 糖 解 析

橘络中含有一种名为"芦丁"的维生素，能使人的血管保持正常弹性和密度，减少血管壁的脆性和渗透性，预防毛细血管渗血，预防高血压患者发生脑出血及糖尿病患者发生视网膜出血。

橘肉中含有的类似胰岛素的成分，更是糖尿病患者的理想食品。

营 养 小 档 案

【性味归经】味甘、酸，性温。归肺经、胃经。

【营养功效】橘子含有维生素 A、B 族维生素、维生素 C、维生素 E、维生素 D、胡萝卜素及生物素，以及钙、磷、钾等矿物质。对于平时有出血倾向的人特别是有血管硬化倾向的老人，食橘络更有益。橘子等柑橘类的皮中所含的橙皮素具有抑制肝脏、食管、结肠及皮肤发生癌症的效果。

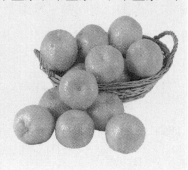

 宜忌

吃橘子前后 1 小时内不要喝牛奶，因为牛奶中的蛋白遇到果酸会凝固，影响消化吸收。

空腹不宜吃橘子，多食橘子易引起上火，产生口腔炎症，吃完橘子应及时刷牙漱口。

这样吃最降糖

橘皮粥

原料 干橘子皮 10 克，大米 50 克。

做法

① 干橘子皮研成细末；大米淘洗干净。

② 锅置火上，放入大米和干橘子皮细末，加入 2 碗清水煮至米粒烂熟成稠粥即可。

橘皮茶

原料 干橘皮 2 克，茶叶 2 克。

做法

将干橘子皮和茶叶放入杯中，用沸水冲泡 10 分钟即可。每日 1 剂，冲泡 2 次，于饭后温饮。

橙 子

不但能缓解口渴症状，还有助于预防糖尿病。

·每·日·宜·食·用·量·

每日 1/2 个为宜。

降 糖 解 析

橙子中含有丰富的果糖，果糖因为不受胰岛素控制，糖尿病患者食用后，能使血糖迅速下降，对糖尿病患者具有解烦渴、降血糖之功效。

橙子中富含维生素P，维生素P可保护血管，预防糖尿病引起的视网膜出血；而且常食橙子有助于预防糖尿病及增强自身抵抗力。

营养小档案

【性味归经】味甘、酸，性凉。归脾经、胃经、肝经、肺经。

【营养功效】橙子中含有橙皮苷、柠檬酸、苹果酸、琥珀酸、果胶和大量维生素C、维生素P等营养成分。橙子中富含维生素C和多种微量元素，可以抑制胆固醇在肝内转化为胆汁酸，从而降低胆结石的发病率。

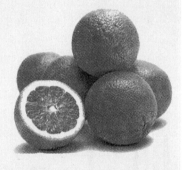

橙汁中含有类黄酮和柠檬素，可促进体内高密度脂蛋白增加，并将对人体有害的低密度脂蛋白排出体外，所以每天喝适量橙汁可降低心脏病的发病率。橙子散发出的气味还具有缓解心理压力和开胃的作用。

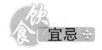

饮食宜忌

橙子含有大量果酸，属性寒凉，有胃肠疾病的人、体质虚寒者以及孕妇

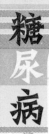

最好少吃或不吃。此外，糖尿病患者也要注意食量，因为橙子含有一定糖分，过量食用会适得其反。

这样吃最降糖

橙子牛奶

原料 橙子 4 个，柠檬 1/4 个，蛋黄 1 个，牛奶 150 毫升。

做法

❶ 柠檬、橙子分别洗净，去皮、籽，切块。

❷ 榨汁机中放入蛋黄、柠檬、橙子，搅打成汁。

❸ 取一杯子，倒入果汁，加入牛奶和冰块，搅匀即可。可适时适量饮用。

橙子银耳羹

原料 橙子 250 克，银耳 30 克。

做法

❶ 将橙子洗净去皮；银耳用温水浸泡软后，摘去根蒂，洗净，放入碗内，加少量清水，上笼蒸约 1 小时取出。

❷ 锅放火上，将蒸好的银耳连汤倒入，然后加入橙肉煮沸，出锅装碗即成。

柚子

含有一种类似胰岛素作用的铬，能有效降血糖。

·每·日·宜·食·用·量·

每日 50 克为宜。

降糖解析

新鲜柚肉中含有类似于胰岛素的成分铬，有降低血糖的功效；柚肉中所含的丰富的维生素 C 是强抗氧化剂，能够清除体内的自由基，可预防糖尿病神经病变和血管病变。

营养小档案

【性味归经】味甘、酸，性寒。归肝经、胃经、脾经。

【营养功效】新鲜柚子含类胰岛素、柚皮甙、新橙皮甙、挥发油、维生素 B_1、维生素 B_2、烟酸、维生素 C、果糖、葡萄糖、蛋白质、脂类、铁、钙、磷及粗纤维等成分。柚子含钾多，含钠少，对高血压有一定

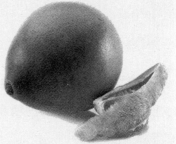

疗效。同时，柚子含有的一种天然果胶能够降低血液中的胆固醇含量及血液黏滞度，减少血栓形成。因此，柚子是心脑血管病患者最佳的食疗水果。

饮食宜忌

柚子虽然营养丰富，但不可以一次性食用过量，否则容易出现低血压、心悸等现象。服药的时候不要吃柚子或喝柚子汁，因为柚子会影响药物的正常代谢，容易损伤肝脏。此外，柚子属性寒凉，脾胃虚寒的人最好少吃或不吃。

这样吃最降糖

柚子炖鸡

原料 柚子 1000 克，童子鸡 250 克，精盐 3 克，鸡精 2 克。

做法

❶ 将柚子剥去外皮，一瓣一瓣分开；

童子鸡去毛及内脏，洗净。

❷ 将柚子放入鸡肚，然后将鸡放入炖盅内加少量水，蒸 3 小时，加精盐、鸡精调味即可。饮汤吃鸡，每 2 周 1 次，连服 3 次。

西瓜

生津止渴，对糖尿病肾病有益处。

·每·日·宜·食·用·量·

每日 100 克为宜。

降糖解析

　　西瓜含有多种矿物质和维生素，有清热解暑、生津止渴、利尿降压、解毒止痛之功效。其所含的糖和盐能利尿，对于糖尿病合并肾病的患者十分有益。

营养小档案

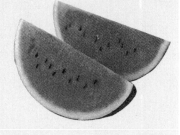

　　【性味归经】味甘，性寒。归胃经、心经、膀胱经。

　　【营养功效】含丰富的蛋白质、糖类、萝卜素、胡萝卜素、维生素 A、B 族维生素、维生素 C、钾、钙等。

　　西瓜所含的糖、盐和酶类能降低血压，尤其是皮中所含的钾盐和酶类，对高血压、心脏病患者大有益处；西瓜可以有效地补充人体的水分，有清热解暑、除烦止渴的功效。

饮食宜忌

　　西瓜含有约 5% 的糖分，糖尿病患者吃西瓜过量，还会导致血压升高、尿糖增多等后果，严重的还会出现酮症酸中毒昏迷反应，所以糖尿病患者吃西瓜时还要注意适量。

这样吃最降糖

二根西瓜饮

·原料 白茅根、板蓝根各 30 克，西瓜瓤 500 克。

·做法

❶ 板蓝根、白茅根分别洗净；西瓜瓤去籽，榨取汁液。

❷ 锅内放入板蓝根、白茅根，注入适量清水，大火烧沸，改用小火煎 25 分钟，去渣取药液。

❸ 取一杯子，放入西瓜汁与药液，拌匀即成。每日 2 次，适量饮用。

西瓜酿

·原料 西瓜瓤 500 克，鸡蛋 5 枚，植物油 100 毫升。

·做法

❶ 将鸡蛋打散，西瓜瓤切丁略挤去水分，放进盛有鸡蛋的碗内，加入精盐调匀。

❷ 植物油倒入炒锅烧热，放入调好的鸡蛋瓜丁糊，炒熟即成，每次适量食用。

木瓜

改善血糖能量，降低体内血脂浓度。

·每·日·宜·食·用·量·

每日 80 ~ 100 克为宜。

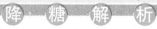

降糖解析

木瓜含有木瓜蛋白酶和丰富的维生素、蛋白质以及钙、铁等微量元素，能够改善心血管功能、促进消化，增强人体抵抗力，有助于调节血糖，预防高血压、高血脂等心血管疾病。

营养小档案

【性味归经】味酸，性温。归脾经、肝经。

【营养功效】木瓜富含蛋白质、维生素、矿物质及高能酵素等，还含有木瓜蛋白酶、番木瓜碱等。其所含的维生素 C 含量是苹果的 48 倍，半个中等大小的木瓜足以维持成人一整天所需的维生素 C。木瓜中所独有的番木瓜碱具有抗肿瘤功效，并能阻止致癌物质亚硝胺的合成，对淋巴性白血病细胞具有强烈抗癌活性。

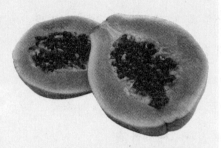

饮食宜忌

木瓜中的番木瓜碱，对人体有轻微毒性，每次食量不宜过多，过敏体质者应慎食。

这样吃最降糖

木瓜粥

·原料 粳米 100 克，木瓜 200 克。

·做法

❶ 将木瓜冲洗干净，用冷水浸泡后，上笼蒸熟，趁热切成小块。

❷ 将粳米淘洗干净，锅中加入约 1000 毫升冷水，放入粳米，先用旺火煮沸后，再改用小火煮半小时，下入木瓜块，煮至粳米软烂即可。

鲫鱼木瓜汤

·原料 鲫鱼 1 条，木瓜 100 克，香菜末、葱花、姜丝、盐、料酒各适量，植物油 4 克。

做法

① 鲫鱼处理干净后放入碗中，加入适量料酒，腌渍 10 分钟；木瓜洗净，去皮去籽，切块。

② 锅置火上，放油，烧至五成热，放入鲫鱼煎至两面的鱼肉变白。

③ 加入葱花、姜丝和适量清水，用大火煮沸，转小火煮 20 分钟，放入木瓜块煮熟，用盐调味，撒上香菜末即可。

柠檬

能够有效预防和减少糖尿病并发症。

·每·日·宜·食·用·量·

每日 1~2 瓣为宜。

降 糖 解 析

柠檬具有预防和减少糖尿病并发症的作用，这主要是因为其中含有一种特殊成分圣草枸橼苷，它可以大大减少糖尿病患者肝脏、肾脏以及血液中过酸化脂肪的含量。

青柠檬中含有一种结构近似胰岛素的成分，可使异常的血糖值降低。

营 养 小 档 案

【性味归经】味甘、酸，性平。归胃经、肺经。

【营养功效】柠檬含有丰富的维生素和人体必需的微量元素钙、铁、锌、镁等，还含有独特的柠檬油、柠檬酸。柠檬还能促进胃中蛋白分解酶的分泌，增加胃肠蠕动。吃柠檬还可以防治心血管疾病，能缓解钙离子促使血液凝固的作用，可预防和治疗高血压和心肌梗死。柠檬酸有收缩、增固毛细血管，降低通透性，提高凝血功能及增加血小板数量的作用，可缩短凝血时间和出血时间，具有止血作用。

宜忌

暑热口干烦躁者、消化不良者、维生素 C 缺乏者、胎动不安的孕妇、肾结石患者、高血压患者、心肌梗死患者适宜食用。胃溃疡、胃酸分泌过多、患有龋齿者和糖尿病患者少食。

这样吃最降糖

柠檬薏米饮

原料 柠檬 200 克，薏米 100 克。

做法

❶ 将柠檬洗净，削出黄皮留用，把柠檬肉榨汁；薏米洗净，在煲内放入 9 杯水煲滚，改用慢火煲半小时；加入柠檬皮，立即熄火。

❷ 待冷却后，除去薏米及柠檬皮，加入柠檬汁搅匀，倒入瓶内。冷冻或不冷冻均可饮用，冷饮时也可加入冰块。

柠檬醋煎南瓜饼

原料 南瓜 1000 克，小麦面粉（特制）50 克，鸡蛋 150 克，柠檬醋 8 克，精盐、胡椒粉、花生油各适量。

❶ 将嫩南瓜切成约 0.5 厘米厚的圆块，撒点精盐和胡椒；将柠檬醋和鸡蛋搅散成醋蛋液。

❷ 在切好的南瓜上蘸一层面粉和醋蛋液，下油锅两面煎至金黄色即可。

石榴

提升葡萄糖容量，降低并发心血管病的风险。

·每·日·宜·食·用·量·

每日宜食30克。

降糖解析

石榴含有铬元素，而大多数糖尿病患者身体里就缺少这种元素。研究表明，铬能提升体内的葡萄糖容量，为糖尿病患者增加胰岛素。也有学者认为，石榴叶中有效成分为黄酮苷，可通过提高机体周围组织对葡萄糖的利用率来调节血糖。因此，糖尿病患者长期用石榴叶煎水代茶饮是有益的。

石榴含有多种氨基酸和微量元素，有软化血管、降血脂和降血糖、降低胆固醇等多种功效，糖尿病患者常食可降低心血管病变的风险。

营养小档案

【性味归经】味酸，性温。归大肠经。

【营养功效】石榴中含有维生素C、B族维生素、有机酸、糖类、蛋白质、脂肪，以及钙、磷、钾等矿物质。石榴中含有苹果酸、鞣质、生物碱等成分，有明显的抗菌和收敛功效，对多种病菌都有明显的抑制作用，并能

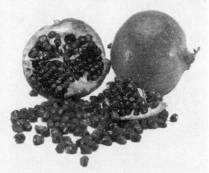

使肠黏膜的分泌物减少，从而有效地改善腹泻、痢疾、便血等症。石榴中含有的红石榴多酚与花青素可中和人体内诱发疾病与衰老的氧自由基，抵抗机体炎症，具有抵抗衰老的神奇功效。

宜忌

无论是糖尿病患者还是健康人群，都不宜一次食用过多石榴，否则不仅会损伤牙齿，还可引起生痰、上火等症；感冒、便秘及患有急性炎症的人慎食石榴。

这样吃最降糖

石榴开胃饮

原料 石榴1个，姜汁、茶叶各适量。

做法

❶ 石榴洗净，捣碎取汁。

❷ 锅内放入石榴汁、姜汁，大火烧沸后加进茶叶，稍煮后关火，略凉即可。

石榴叶生姜粥

原料 石榴叶60克，生姜、粳米各适量。

做法

❶ 将石榴叶和生姜炒黑，水煎取汁。

❷ 煎汁和粳米同入锅煮粥，加少许盐调味食用。

菠萝

能减少糖尿病患者对胰岛素和药物的依赖性。

·每·日·宜·食·用·量·

每日100克为宜。

降糖解析

菠萝中含有丰富的果胶，能调节胰岛素分泌，具有降低血糖的作用；还能有效补充人体的水分及营养物质，达到清热解渴之效果，是糖尿病口干烦渴者理想的水果。另外，菠萝中含有的膳食纤维可降低血糖水平，减少糖尿病患者对胰岛素和药物的依赖。

营养小档案

【性味归经】味甘、微酸，性平。归脾经、肾经。

【营养功效】菠萝含有丰富的果糖、葡萄糖、枸橼酸、苹果酸、酒石酸、柠檬酸，含有维生素 C、维生素 B_1、维生素 B_2、烟酸及钙、磷、铁、钾等元素，还含有蛋白质、脂肪及食物纤维等。菠萝含有一种叫"菠萝朊酶"的物质，它能分解蛋白质，溶解阻塞于组织中的纤维蛋白和血凝块，改善局部的血液循环，消除炎症和水肿。

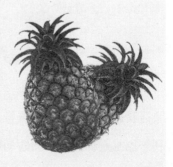

饮食宜忌

将切好的菠萝放在盐水中浸洗后再吃，不仅可使菠萝味更甜，还能避免吃时蜇嘴。

菠萝和蜂蜜不能同时食用，否则会中毒。患有溃疡病、肾病、凝血功能障碍者禁食。发热及患有湿疹疥疮者不宜多吃。

这样吃最降糖

木瓜菠萝汁

原料 木瓜、菠萝各 1/4 个，苹果半个，柳橙 2 个。

做法

① 木瓜洗净，去皮、籽，切小块；苹果洗净，去皮、核，切小块；菠萝去皮，洗净，切小块；柳橙洗净，去皮、籽，切块。

② 榨汁机中放入木瓜、菠萝、苹果、柳橙，榨取汁液，去渣，倒入杯中，冲入凉开水，调匀即成。

山楂

延缓血糖升高，对降低血压极为有利。

·每·日·宜·食·用·量·

每日 3~4 个为宜。

降 糖 解 析

山楂含大量的膳食纤维及三萜类、黄酮类化合物，它还具有降脂、降压、扩张冠状血管、增加冠脉流量、强心、抗心律失常等作用，还有益于糖代谢，有利于控制血糖血脂，预防动脉硬化及心、脑、肾、神经等慢性并发症。

营 养 小 档 案

【性味归经】味甘、酸，性微温。归胃经、脾经、肝经。

【营养功效】山楂几乎含有水果的所有营养成分，维生素 C 的含量最为丰富，胡萝卜素的含量也较多，钙的含量在鲜水果中名列前茅。山楂所含的黄酮类和维生素 C、胡萝卜素等物质能增强机体免 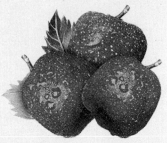 疫力，并有防衰老、抗癌的作用；山楂中的山楂黄酮有一定的强心作用，可以增加血液输出量，使心脏的收缩能力加强，对老年性心脏病患者非常有益。山楂有助于解除局部瘀血状态，对跌打损伤有辅助疗效。另外，山楂对子宫有收缩作用，在孕妇临产时有催生之效，还能促进产后子宫复原。

 饮食宜忌

山楂具有很强的助消化功能，患胃病的人一般不宜空腹喝山楂茶。胃酸过多、胃炎、胃溃疡、反流性胃炎、反流性食管炎患者，不适合饮用。

　　山楂可能诱发流产，所以不是临产孕妇不适宜吃山楂。

这样吃最降糖

山楂益母草茶

· **原料** 山楂 30 克，益母草 10 克，茶叶 5 克。

· **做法**

❶ 山楂、益母草、茶叶分别洗净。

❷ 取一水壶，放入山楂、益母草、茶叶，注入沸水，冲泡成茶饮。

❸ 可回冲数次至味道渐淡，坚持长时间饮用。

山楂荷叶茶

· **原料** 山楂 250 克，干荷叶 100 克，薏米 100 克，甘草 50 克。

· **做法**

　　将以上几味共研细末，分为 10 包，每日取 1 包沸水冲泡，代茶饮，是肥胖型糖尿病患者的减肥佳品。

樱桃

提升胰岛素含量，降低人体血糖高度。

· 每 · 日 · 宜 · 食 · 用 · 量 ·

每日 10 个为宜。

降糖解析

　　樱桃中含的果胶能改变胰岛素的分泌量，具有降低血糖的功能，是糖尿病患者最适宜的水果。

　　樱桃还含有丰富的维生素 E，对于糖尿病患者防治肾脏并发症有益，同时还能预防糖尿病患者心血管系统的并发症。

营 养 小 档 案

【性味归经】味甘、酸，性温。归脾经、肝经。

【营养功效】樱桃营养丰富，含有蛋白质、脂肪、糖类、粗纤维、胡萝卜素、维生素 B_2、维生素 C 及钙、磷、铁、钾、钠、镁等。樱桃的铁含量特别高，大约是苹果、橘子、梨含铁量的 20 倍。常食樱桃能补充铁元素，促进血红蛋白再生，既可预防缺铁性贫血，又可增强体质，健脑益智。樱桃性温热，能祛风除湿，对因风湿引起的腰腿疼痛有很好的缓解作用。

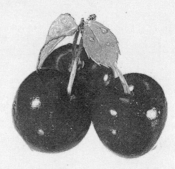

饮食宜忌

樱桃性温热，所以热性病及虚热咳嗽患者忌食。

这 样 吃 最 降 糖

冬菇樱桃

原料 鲜樱桃 250 克，冬菇 50 克，豌豆苗 50 克，精盐 2 克，麻油 5 克，鸡精 1 克，食用油适量。

做法

❶ 将鲜樱桃、水发冬菇清洗干净；豌豆苗洗净切段。

❷ 将炒锅烧热后下入食用油，烧至六成热时，放入冬菇煸炒，再加入精盐、清水，待烧沸后改为小火煨烧。

❸ 将豌豆苗、鸡精加入锅中，然后放入樱桃，淋上麻油，出锅装盘即成。

草莓

辅助降低血糖，并对糖尿病有积极的预防作用。

·每·日·宜·食·用·量·

每日 150 克为宜。

降 糖 解 析

草莓是糖尿病患者的理想水果。首先，草莓的热量低，食用后血糖不会过快上升，不会增加胰岛的负担。其次，草莓含有丰富的维生素和微量元素，极易被人体吸收，具有辅助降糖的功效。

营养小档案

【性味归经】味甘，性凉。归胃经、肺经。

【营养功效】草莓营养丰富，含有果糖、蔗糖、柠檬酸、苹果酸、水杨酸、氨基酸以及钙、磷、铁等矿物质。此外，它还含有多种维生素、果胶和膳食纤维。草莓中富含的维生素 C 除了可以预防坏血病，对动脉硬化、冠心病、心绞痛、脑溢血等症，都有积极的预防作

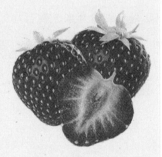

用。草莓中含有多种有机酸、维生素和微量元素，外敷于疮疖患处，可起到解毒、排脓、生肌的功效。

 宜忌

草莓性凉，而且含有一种草酸，对胎儿毛细血管的发育有不良影响，不适合孕妇过多食用。

此外，它含有多种果酸，胃酸的人最好少吃或不吃。

这(样)吃(最)降(糖)

草莓果汁

·原料 草莓 10 颗，紫甘蓝 1 大片，苜蓿芽少许，新鲜柠檬汁 1 大匙，果糖少许。

·做法

① 草莓去蒂，清洗后备用；苜蓿芽与紫甘蓝均用清水仔细清洗。

② 紫甘蓝切成小片，同草莓、苜蓿芽一起放入榨汁机中。

③ 榨汁机中加入柠檬汁、适量果糖与 300 毫升的冷开水，搅打均匀即可。

草莓虾球

·原料 草莓 200 克，虾仁 300 克，山药、桂圆各适量，大葱、姜各 15 克，鸡蛋清 40 克，淀粉（豌豆）10 克，盐、料酒、味精、植物油、花椒各适量。

·做法

① 山药去皮，切片，用沸水焯出；草莓用清水捞出，切成两半；桂圆用开水焯出；将锅里放入少量油烧热，放入花椒，炸出香味，捞出花椒不要，花椒油留用。

② 滑勺内加植物油烧热，加入葱姜末烹锅，即加入虾仁、山药、桂圆稍煸，加入草莓，放入盐，急火炒出，淋花椒油即成。

猕猴桃 调节糖代谢，对预防糖尿病有独特功效。

·每·日·宜·食·用·量·

每日 1~2 个为宜。

降 糖 解 析

猕猴桃中的肌醇是天然糖醇类物质，对调节糖代谢很有好处；其富含的维生素 C 有助于糖尿病患者增加抗感染的能力；其富含的精氨酸，能有效地改善血液流动，阻止血栓形成，对降低糖尿病心血管并发症的发生率特别有效。

营养小档案

【性味归经】 味甘、酸，性寒。归脾经、胃经。

【营养功效】 猕猴桃含维生素 C、维生素 E、胡萝卜素、多种氨基酸、钙、磷、铁等多种矿物质，是一种营养价值极高的水果。猕猴桃富含维生素 C，具有非常显著的防癌抗癌和抑制黑色素的效果。膳食纤维在猕猴桃中的含量较高，它能够刺激唾液和胃液分泌，促进胃肠蠕动及排便，加速肠内废物排泄，减少人体对有害物质的吸收。

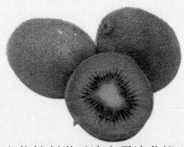

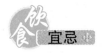

饮食宜忌

猕猴桃性寒，易伤脾阳而引起腹泻，故不宜多食。脾胃虚寒者应慎食，大便溏泻者不宜食用。

这样吃最降糖

猕猴桃菠萝汁

·原料 猕猴桃 100 克，菠萝 100 克，冰块若干，冷开水 50 毫升。

·做法

❶ 将菠萝切块榨汁，待用。

❷ 猕猴桃对开切，用汤匙挖出果肉，放入榨汁机中，加入菠萝汁、冷开水、冰块快速打匀即可。

猕猴桃苡仁粥

·原料 猕猴桃 40 克，薏苡仁 100 克。

·做法

❶ 把猕猴桃去皮切成小丁，放在盘里，薏苡仁淘洗干净备用。

❷ 把薏苡仁倒进盛有开水的砂锅里，用大火煮 40 分钟左右，把猕猴桃丁倒进去，搅拌均匀就可以出锅了。

桃子

糖尿病患者餐后降糖首选。

·每·日·宜·食·用·量·

每日1个为宜。

降　糖　解　析

桃子含有大量纤维素和果胶，可以吸收胃肠的水分，延迟胃的排空时间，减缓葡萄糖在肠道中的吸收速度，从而降低患者的餐后血糖水平。

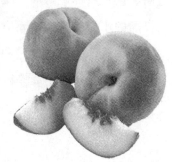

桃子富含维生素C、维生素E等多种维生素，维生素C有预防糖尿病患者血管病变的作用，并能预防糖尿病患者发生感染性疾病，而维生素E能预防血糖过高引起的不良症状的发生。此外维生素E还具有与抗糖尿病药物类似的抗氧化作用。其所含糖类以蔗糖为主，葡萄糖和果糖较少，血糖指数较低。

营 养 小 档 案

【性味归经】味甘、酸，性温。归胃经、大肠经。

【营养功效】桃含有丰富的蛋白质、膳食纤维、烟酸、钙、磷、铁等矿物质及维生素B_2、维生素C、挥发油、苹果酸、有机酸等营养成分。桃子果肉中含铁量较高，在各种水果中仅次于樱桃，所以具有促进血红蛋白再生的能力，可防止缺铁引起的贫血。

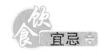

宜忌

桃虽然能够辅助治疗糖尿病，但要适量，它含有的糖分较高，并且属于温热水果，过量食用容易引起血糖含量上升、上火等症状，不利于健康。

这样吃最降糖

香蕉拌桃

·原料 香蕉 50 克，鲜桃 100 克，柠檬汁适量。

·做法

❶ 香蕉去皮，切片；鲜桃洗净，去皮除核，切片。

❷ 将香蕉片和鲜桃片一同放入盘内，

均匀地淋上柠檬汁即可。

鲜桃柠檬汁

·原料 鲜桃 400 克，柠檬汁 5 克。

·做法

❶ 将桃洗净去核后切成块，榨汁。

❷ 榨汁后把果汁倒入杯中，滴上几滴新鲜的柠檬汁即可饮用。

番石榴

平衡血糖，治疗糖尿病的果药两用水果。

·每·日·宜·食·用·量·

每日 30～50 克为宜。

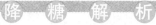

降糖解析

番石榴含有丰富的铬，铬是人体必需的微量元素，在维持人体健康方面起关键作用。铬不但能协助胰岛素发挥作用，促进机体糖类、脂肪代谢的正常进行，还是核糖核酸和脱氧核糖核酸的稳定剂。番石榴中的铬可提高机体对胰岛素的敏感性，对糖尿病患者有独特疗效。

【性味归经】味甘、酸、涩，性温。归肺经、肾经、大肠经。

【营养功效】番石榴营养丰富，含蛋白质、脂肪、糖类、维生素C、维生素A以及B族维生素，钙、铁、磷的含量也很丰富，种子中铁的含量更胜于其他水果。番石榴果肉含维生素C丰富，可增加食欲，促进生长发育，特别适合处于生长发育期的儿童食用。番石榴含有碱性涩味，能阻止胃酸发酵，收敛肠黏膜，多吃可以止泻。

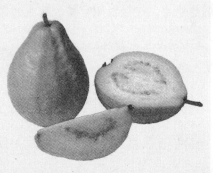

饮食宜忌

番石榴甘温而涩，并且含有鞣质，可止泻，但多食易导致便秘，因此，患有便秘或者内有火气、咽干口渴、目赤尿黄者不宜食用。

这样吃最降糖

番石榴茶

•原料 番石榴200克。

•做法

将番石榴每个切成4片，加入7小碗水，煮开后再以小火煮5分钟，去渣当茶喝。

番石榴苦瓜液

•原料 番石榴干果50克，苦瓜1个。

•做法

水煎服，每日1~2次。

李子

清肝除热，特别适合虚劳有热型糖尿病患者食用。

·每·日·宜·食·用·量·

每日2~3个为宜。

降糖解析

李子能够促进血红蛋白再生，因此贫血的糖尿病患者可适量食用；另外，李子有清肝热、利尿之功效，尤其适宜虚劳有热型的糖尿病患者。

营养小档案

【性味归经】味甘、酸，性平。归胃经、肝经。

【营养功效】李子的营养成分略低于桃，含糖、蛋白质、维生素B_1、维生素B_2、维生素C、维生素P以及谷酰胺、丝氨酸、苏氨酸、丙氨酸与各种氨基酸。李子能促进胃酸和胃消化酶的分泌，有增加肠胃蠕动的作用，因而食李子能促进消化，增加食欲，为胃酸缺乏、食后饱胀、大便秘结者的食疗良品。李子生食对于治疗肝硬化腹水大有裨益，特别适合慢性肝病患者食用。

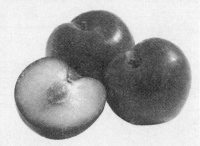

饮食宜忌

因李子含大量的果酸，多食伤脾胃，过量食用易引起胃痛，溃疡病及急、慢性胃肠炎患者忌服。

这样吃最降糖

李子汤

- **原料** 李子200克，清水适量。

- **做法**

❶ 将李子洗净切片，与核入锅煮沸

至深红色，去核。

❷ 将李子水和渣分盛杯碗中，再置冰箱冷藏，待冷冻后饮用。

荔枝

含有一种降血糖物质，十分适合糖尿病患者。

·每·日·宜·食·用·量·

每日3～5个为宜。

降糖解析

荔枝中含有α-次甲基环丙基甘氨酸，这是一种具有降血糖作用的物质，对糖尿病患者十分有益。荔枝核有降血糖作用，可治疗糖尿病。

营养小档案

【性味归经】味甘、酸，性温。归肝经、肾经。

【营养功效】荔枝含有丰富的维生素、脂肪、柠檬酸、果胶以及磷、铁等，是有益人体健康的水果，还含有氮、钾、镁、氯、锌、钠等人体不可缺少的微量元素。荔枝含有丰富的维生素C，可以促进微细血管的血液循环，有效预防雀斑，并令皮肤光滑。荔枝有补肾、改善肝功能、加速毒素排出、促进细胞生成、使皮肤细嫩等作用，是排毒养颜的理想水果。

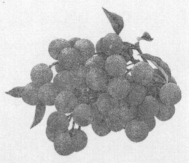

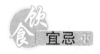宜忌

咽干口渴、目赤牙痛、容易上火的人不要食用荔枝，以免火气加重。

大量食用鲜荔枝有时会引起血糖下降，出现口渴、出汗、头晕、腹泻，甚至昏迷和循环衰竭等症状，因此，要适量食用。

这样吃最降糖

荔枝猪瘦肉汤

·原料 荔枝干30克，砂仁15克，猪瘦肉400克，盐适量。

·做法

❶ 荔枝干去核，放入清水中充分浸泡，捞出，切碎；砂仁洗净，打碎；猪瘦肉洗净，切末。

❷ 瓦煲内放入800毫升清水，大火煮沸，放入荔枝干、猪瘦肉和砂仁，煮滚10分钟，加盐调味即可。

杏

能有效减轻和避免各种糖尿病并发症的发生。

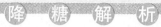
·每·日·宜·食·用·量·

每日宜食20克。

降 糖 解 析

杏未熟果实中含类黄酮较多，这类物质可通过影响胰岛B细胞的功能起作用，作用比较缓慢、持久；能够调节血糖，对糖尿病有一定的控制作用。而且黄酮类物质有很好的调节血脂、改善血液循环、抗氧化、保护血管的作用，可减轻和避免各种糖尿病并发症的发生。

营养小档案

【性味归经】味甘，性平。归肺经、肠经。

【营养功效】杏营养丰富，果肉含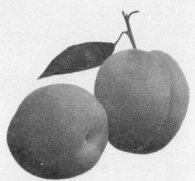糖、蛋白质、胡萝卜素、维生素 B_1、维生素 B_2、维生素 P、维生素 C、钙、磷、铁；还含挥发油成分，如月桂烯、松油醇、芳香醇、橙花醛等。杏是维生素 B_{17} 含量最为丰富的果品，而维生素 B_{17} 又是极有效的抗癌物质，并且只对癌细胞有杀灭作用，对正常健康的细胞无任何毒害。杏仁还含有丰富的维生素 C 和多酚类成分，这种成分不但能够降低人体内胆固醇的含量，还能显著降低心脏病和很多慢性病发病的危险性。

饮食 宜忌

杏因其性温热，多食容易上火，诱发疖肿等热性疾患，所以不宜多食。

这样吃最降糖

银耳雪梨汤

· 原料 雪梨 400 克，银耳 50 克，南北杏各 10 克，生姜 2 克，猪筒骨适量。

· 做法

❶ 将雪梨去皮、去芯，切块；银耳，南、北杏浸泡，洗净；猪筒骨洗净，切段。

❷ 一起与生姜放进瓦煲，武火煲沸后，改为文火煲约 1.5 小时，调入适量食盐即可。

核 桃

改善胰岛功能，调节血糖水平。

·每·日·宜·食·用·量·

每日 20 克为宜。

降 糖 解 析

核桃含有的不饱和脂肪酸和单一不饱和脂肪酸，有利于降低体内胆固醇的含量，从而达到预防心血管疾病的目的；核桃中含有的丰富的微量元素，是治疗非胰岛素依赖型糖尿病的好"帮手"。此外，核桃含有的矿物质元素铬，可以加快体内葡萄糖的代谢，降低体内血糖浓度，达到预防糖尿病的功效。

营 养 小 档 案

【性味归经】味甘，性温。归肺经、肾经。

【营养功效】核桃营养丰富，含有蛋白质、脂肪、糖类、膳食纤维、胡萝卜素、维生素 E、钾、锰、钙、锌，还含胡桃叶醌、磷脂、鞣质等。核桃仁中所含的丙酮酸能阻止黏蛋白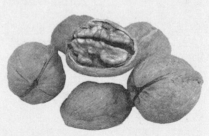
和钙离子、非结合型胆红素的结合，并能使其溶解、消退和排泄，预防结石症。核桃中的烟酸可扩张毛细血管，增强微循环，消除黑色素生成障碍，使头发祛黄健美。核桃富含 B 族维生素和维生素 E，可防止细胞老化，能健脑、增强记忆力。

 饮食宜忌

核桃属性温热，油脂含量很高，食用过多会产生上火的症状，所以不适

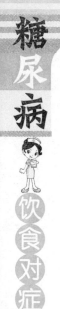

合上火、燥热、腹泻的人群食用。此外，食用核桃时最好不要服用浓茶，这样会损失核桃中的营养。

这样吃最降糖

核桃粥

·原料 核桃 100 克，小米 60 克，韭菜适量。

·做法

❶ 先将核桃砸开，取仁留皮备用；韭菜去杂洗净切碎；小米淘洗干净备用。

❷ 将核桃仁放入砂锅里，砂锅里加适量清水，煎 30 分钟去渣留汁备用，把小米放入盛有核桃汁的砂锅中熬粥。

核桃仁扒白菜

·原料 大白菜 300 克，南瓜蓉 30 克，核桃仁 20 克，精盐、料酒、水淀粉各适量。

·做法

❶ 大白菜取菜帮，去叶，洗净，用手撕成片，放入开水中焯软，捞出，沥干水分；核桃仁掰成小块。

❷ 锅置火上，添入水，放入南瓜蓉和核桃仁，用精盐和料酒调味，出香味后放入白菜至入味，用淀粉勾芡即可。

板栗
延缓机体对葡萄糖的吸收，降低餐后血糖。

·每·日·宜·食·用·量·

每日 5 个为宜。

降糖解析

板栗中含有的膳食纤维比较多，可以减缓淀粉在肠道中被吸收的速度，这样在饮食后，淀粉的消化速度会减缓，从而减少体内糖的浓度，达到防止饭后血糖浓度陡然升高的效果。

营养小档案

【性味归经】味甘，性温。归脾经、胃经、肾经。

【营养功效】板栗营养丰富，含糖、蛋白质、脂肪、膳食纤维、维生素 A、胡萝卜素、维生素 B_1、维生素 B_2 等。栗子中类胡萝卜素的含量较高，因此有很好的抗氧化、预防癌症的作用，还有降低胆固醇、防止血栓，以及防止病毒、细菌侵袭的作用。栗子所含的糖类有助于消除疲劳、恢复体力、平喘，具有益气健脾、厚补胃肠的作用，可预防胃肠道功能紊乱。

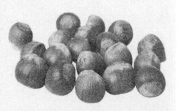

饮食宜忌

板栗所含的糖分不低，糖尿病患者食用时一定要控制好量，以免影响血糖稳定。

脾胃虚弱、消化不好的人不宜食用板栗。霉变的板栗不要食用，否则会引起中毒。

这样吃最降糖

板栗排骨汤

·原料 猪排骨 150 克，鲜板栗 50克，盐 3 克，大葱 5 克，姜 3 克。

·做法

❶ 将排骨洗净，用开水焯一下后捞出；板栗剥皮待用。

❷ 将排骨加入开水和葱、姜煮 1 个小时左右，捞出葱姜，放入板栗再煮30 分钟，加入精盐调味即成。

莲 子

含有降糖功能因子，能明显降低血糖。

·每·日·宜·食·用·量·

每日 6~15 克为宜。

降 糖 解 析

莲子含有生物碱类成分，对血糖升高有明显的抵抗作用，可降低血糖。饭后食用适量莲子，对于缓解 2 型糖尿病患者乏力、多饮、多尿症状有一定的疗效。莲子含有莲心碱等成分，具有镇静、强心、抗钙及抗心律不齐的作用，并且可促进胰腺分泌胰岛素。

营 养 小 档 案

【性味归经】味甘、涩，性平。归脾经、心经、肾经。

【营养功效】莲子营养丰富，含蛋白质、脂肪、糖类、维生素 B_1、维生素 B_2、维生素 C、维生素 E，并含钙、磷、铁、钾、锰、锌等。莲子中钙、磷和钾的含量非常高，不但有促进骨

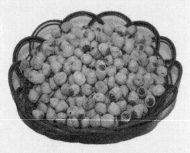

骼生长的作用，还可以维持肌肉的伸缩性和心跳的节律，防止骨质疏松。此外，莲子含有的磷，还有益于精子的生成，对少精症有一定的治疗作用。莲子中的 β - 谷甾醇有降低血清胆固醇的作用，适用于高脂血症及动脉粥样硬化、高血压等症。

饮食宜忌

平时大便干结难解或腹部胀满之人忌食。

莲子薏米粥

原料 大米 60 克，莲子、薏米各 15 克，白萝卜、胡萝卜各 50 克，盐适量。

做法

❶ 莲子洗净；白萝卜、胡萝卜分别洗净，去皮，切丁；薏米淘净，温水浸泡 3 小时；大米淘净，冷水浸泡 30 分钟。

❷ 将所有材料放入砂锅内，加适量水，大火烧沸，改用小火熬煮。

❸ 煮至粥成黏糊状，加盐调味即可。

竹荪莲子丝瓜

原料 鲜莲子、水发玉兰片各 50 克，水发竹荪 40 克，嫩丝瓜 500 克，盐、味精、高汤各适量。

做法

❶ 竹荪洗净，去头，切成斜形块；鲜莲子洗净，焯 5 分钟，捞出，去衣、芯；嫩丝瓜洗净，去皮、瓤，切成菱形片；玉兰片洗净。

❷ 锅内倒入清水烧沸，下入竹荪块、莲子、玉兰片、丝瓜片，小火煮 30 分钟，用漏勺捞出，放入汤碗内。

❸ 原锅洗净，放入盐、味精、高汤，大火煮沸，出锅，盛入放竹荪块、丝瓜片、莲子、玉兰片的汤碗内即可。佐餐食用。

花生

有益于糖尿病患者预防心血管并发症。

·每·日·宜·食·用·量·

每日 40 克为宜。

降糖解析

花生含有的维生素 C 有降低胆固醇的作用，有助于防治动脉硬化、高血压和冠心病，有益于糖尿病患者预防心血管并发症。花生中的微量元素硒和另一种生物活性物质白藜芦醇可防治肿瘤类疾病，同时可降低血小板聚集，预防和治疗糖尿病、动脉粥样硬化、心脑血管疾病。

营养小档案

【性味归经】味甘，性平。归脾经、肺经。

【营养功效】花生中含有蛋白质、脂肪、维生素 B_1、维生素 B_2、维生素 E、生物素、卵磷脂及多种矿物质。花生中含有多种人体所需的氨基酸，经常食用能增强记忆力、降低血压、延缓衰老；花生和花生红衣能抑制纤维蛋白的溶解，增加血小板的含量，改善血小板的质量及凝血因子的缺陷，加强毛细血管的收缩机能，促进骨髓造血机能，是补气止血的良药。

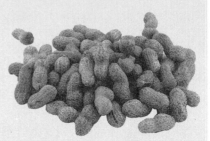

饮食宜忌

甲亢病患者、高脂血症患者、胆囊切除者、消化不良者、跌打瘀肿者不宜食用花生。霉变的花生不能食用。

这样吃最降糖

花生牛筋粥

原料 花生米、牛蹄筋各 50 克，糯米 100 克，盐适量。

做法

❶ 糯米淘净，用冷水浸泡 2~3 小时，捞出沥干；花生米洗净；牛蹄筋洗净，切块。

❷ 锅中倒入适量冷水，放入糯米、

花生米、牛蹄筋，大火烧沸后改用小火熬成粥，加入盐调味即可。

花生猪骨粥

原料 大米、花生米各 100 克，猪骨 300 克，香菜段、猪油、胡椒粉、香油、盐各适量。

做法

❶ 大米淘净，用清水浸泡 30 分钟，

捞出沥干；猪骨洗净，剁小块。

❷ 取一碗，倒入开水，放入花生米，浸泡 20 分钟，捞出沥干，去皮。

❸ 锅中放入猪骨、猪油，加适量水，大火煮 1 小时左右，至汤色变白，捞出猪骨，下入大米、花生米烧沸，改用小火熬 45 分钟，淋入香油，撒上盐、胡椒粉、香菜段，搅匀即可。

腰果

预防糖尿病并发心血管病有奇效。

·每·日·宜·食·用·量·

每日 10~15 粒为宜。

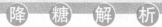

降 糖 解 析

常吃腰果有利于糖尿病的治疗，这是因为它含有大量的单一不饱和脂肪酸，这些物质可以降低血液中胆固醇浓度、甘油三酯的含量，起到保护心脑血管的作用。此外，腰果中含有丰富的抗氧化剂，能够延缓组织的氧化、衰老，有助于抵抗各种病毒侵袭。

营养小档案

【性味归经】味甘，性平。归脾经、胃经、肾经。

【营养功效】腰果营养丰富，含有糖类、蛋白质、膳食纤维、脂肪、胡萝卜素、维生素 B_1、维生素 B_2、维生素 E、钙、锌、锰、镁、硒、钾、铁等。腰果中维生素 B_1 的含量仅次于芝麻和花生，有补充体力、消除疲劳的功效，适合易疲倦的人经常食用；腰果含

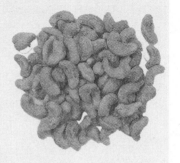

丰富的维生素 A，是优良的抗氧化剂，能使皮肤有光泽，改善气色。

宜忌

腰果含有多种过敏原，对于过敏体质的人来说，可能会造成一定的变态反应。

这样吃最降糖

芥蓝腰果香菇

原料 香菇 10 朵，芥蓝 300 克，腰果 50 克，红辣椒段、盐、鸡精、白砂糖、植物油、水淀粉、蒜片各适量。

做法

① 香菇洗净，焯水；芥蓝去叶，洗净，切段，焯水；腰果炸熟。

② 锅中放植物油烧热，下入香菇、芥蓝、腰果、红辣椒段、蒜片翻炒至熟，加入盐、鸡精、白砂糖调味，淋入水淀粉勾芡即成。

黑芝麻 改善血液循环，降低血糖含量。

·每·日·宜·食·用·量·

每日 20 克为宜。

降糖解析

黑芝麻中含有维生素 E，有保护胰腺细胞的作用，并可有效预防动脉硬化；现代医学研究发现，黑芝麻的提取物可增加肝脏及肌肉中的糖原含量，证明黑芝麻也有降血糖的功效。

营养小档案

【性味归经】味甘，性温。归胃经、肝经。

【营养功效】黑芝麻中含脂肪油达60%，油中含油酸、亚油酸、软脂酸、棕榈酸、花生酸、甘油酯，以及甾醇、芝麻素、芝麻酚、维生素 E 等，还含有叶酸、烟酸、蔗糖、卵磷脂、蛋白质和多量的钙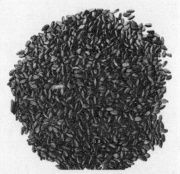等。黑芝麻中含有丰富的维生素 E，能防止过氧化脂质对皮肤的危害，可使皮肤白皙润泽，并能防止各种皮肤炎症；黑芝麻还具有养血的功效，可以治疗皮肤干枯、粗糙，令皮肤细腻光滑、红润光泽。

 宜忌

患有慢性肠炎、便溏腹泻者忌食；男子阳痿、遗精者忌食。

这样吃最降糖

黑芝麻粳米粥

· 原料 粳米 30 克，黑芝麻 20 克，盐 2 克。

· 做法

❶ 将黑芝麻洗净，炒香加食盐少许，研碎待用。

❷ 将粳米淘洗干净，放入砂锅，加适量清水煮成粥，调入黑芝麻即可食用。

西瓜子

调节血糖，改善神经功能。

·每·日·宜·食·用·量·

每日 20 克为宜。

降 糖 解 析

西瓜子中含有丰富的锌，食用后可以增加机体对胰岛素的敏感性，对于糖尿病患者的血糖控制有一定的好处，西瓜子还含有较为丰富的维生素 B_1，能够预防糖尿病并发症。

营 养 小 档 案

【性味归经】味甘，性平。归胃经、大肠经。

【营养功效】西瓜子含有丰富的蛋白质、脂肪酸、B 族维生素、维生素 E、钾、铁、硒等营养元素。西瓜子富含的蛋白质和矿物质，不仅能够帮助体质较弱的女性朋友补充蛋白质，还能帮助少年儿童补充身体成长所需的锌元素。西瓜子含有的皂

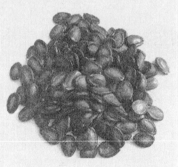

苷物质，有利于控制体内血压的升高，是降血压的优良小食品；它富含的不饱和脂肪酸，不仅有利于预防动脉粥样硬化疾病，还具有降低血压的功效。

饮食宜忌

一次不要吃得太多，以免导致脘腹胀闷。

长时间不停地嗑西瓜子会伤津液，导致口干舌燥。

这样吃最降糖

西瓜子粥

· **原料** 西瓜子 50 克，粳米 30 克。

· **做法**

❶ 先将西瓜子和水捣烂，水煎，去渣取汁。

❷ 然后与粳米一起入锅熬煮成粥，任意食用。此粥适用于糖尿病肺热津伤者。

南瓜子

有效预防糖尿病的并发症。

·每·日·宜·食·用·量·

每日 50 克为宜。

降 糖 解 析

南瓜子中含有的糖分较少，加之它含有丰富的纤维素，对消化系统有多种益处，算得上是预防糖尿病并发症的"利器"。

营养小档案

【性味归经】味甘，性平。归胃经、大肠经。

【营养功效】南瓜子营养丰富，富含南瓜子氨酸、脂肪、胡萝卜素、蛋白质及多种维生素，炒熟后滋味鲜香，颇受人们的欢迎。南瓜子中含有丰富的锌，这对于提高男性精子质量有很大帮助，可用于男子不育症；南瓜子富含可促进前列腺分泌激素的脂肪酸，

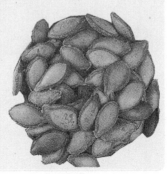

经常食用可使前列腺维持良好的生理功能；南瓜子有很好的杀灭人体内寄生虫的作用，能辅助治疗绦虫病、蛔虫病。

宜忌

南瓜子虽然营养丰富，但是食用时还是要区分人群。南瓜子食用过多会造成腹部胀闷，所以患有胃热病的朋友尽量不要食用。此外，咸味的南瓜子壳上含有的盐类物质，会增加结肠炎、胃炎的发病概率，所以患有结肠炎和胃炎的朋友要尽量少吃。

这样吃最降糖

南瓜子猪肉汤

·原料 山楂 15 克，南瓜子 50 克，猪瘦肉 250 克，料酒、盐、味精各适量。

·做法

❶ 南瓜子洗净，捣碎；猪瘦肉洗净，切薄片；山楂洗净，去核，切片。

❷ 锅中放入南瓜子、山楂、猪瘦肉，加适量水和料酒，大火烧沸，改用小火炖煮 30 分钟，加入盐、味精调味即成。每日 2 次，每次吃猪肉 100 克，喝汤。

第三节

降糖蔬菜类

苦瓜

天然的"植物胰岛素"。

·每·日·宜·食·用·量·

每日 300 克为宜。

降 糖 解 析

苦瓜中含有大量的苦瓜苷，它具有明显的降血糖作用，堪称天然的"植物胰岛素"，不仅有类似胰岛素的作用，而且能有效刺激胰岛素的释放。据研究发现，用苦瓜皂苷制剂治疗 2 型糖尿病患者，其降血糖的有效率高达 78.3%。

苦瓜所含的奎宁是一种胰岛素类物质，具有快速降低血糖、调节血脂、提高免疫力等功能，能够预防和改善糖尿病及其并发症。

营 养 小 档 案

【性味归经】味苦，性寒。归脾经、胃经、心经、肝经。

【营养功效】苦瓜营养丰富，含有蛋白质、糖类、胡萝卜素、维生素 B_1、维生素 C、钙、铁、磷等，此外，还含有粗纤维、苦瓜素、苦瓜苷等。苦瓜中含有的蛋白质类物质可以增强免疫细胞吞食癌细胞的能力。经常食用苦瓜不仅能增强机体免疫力，还可促进皮肤新陈代谢，使肌肤细腻光滑、有弹性。苦瓜中的一部分苦味来自于其所含的有机碱，它不但能刺激人的味觉神经，使人增进食欲，还可加快胃肠蠕动，促进消化。

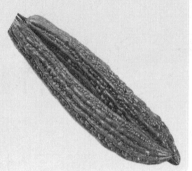

 宜忌

因为苦瓜性凉，所以脾胃虚寒者不宜食用；另外，苦瓜中含有奎宁，会刺激子宫收缩，从而引发流产，所以孕妇一定要慎食苦瓜。

这样吃最降糖

羊腩苦瓜粥

·原料 燕麦 80 克，苦瓜 100 克，大米、羊腩各 150 克，姜片、盐、味精、料酒、胡椒粉各适量。

·做法

❶ 燕麦、大米分别淘净，用清水浸泡 1 小时；羊腩洗净，切块，焯水，沥干；苦瓜洗净，去瓤，切片，焯水，沥干。

❷ 砂锅内加适量水，放入大米、燕麦，大火煮沸，加入羊腩块、姜片、盐、味精、料酒、胡椒粉，搅拌均

匀，改用小火煮 45 分钟左右，放入苦瓜片，继续煮 10 分钟即成。

苦瓜茶

·原料 苦瓜 1 个，绿茶适量。

·做法

❶ 鲜苦瓜头部 1/3 处截断去籽，加入绿茶 50 克，扎紧挂在通风处阴干，连同茶叶切碎混匀。

❷ 每次取 10 克入杯，沸水冲泡，加盖 30 分钟。代茶频饮，连续冲泡 3~5 次。

冬瓜

降低血糖含量，预防糖尿病并发心血管疾病。

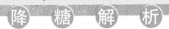

·每·日·宜·食·用·量·

每日 60 克为宜。

降 糖 解 析

冬瓜富含丙醇二酸、葫芦巴碱，能清除多余的脂肪、胆固醇等物质，促进糖的代谢，起到降血压、降血糖的功效。此外，冬瓜含有大量膳食纤维，能够清肠排毒，使血糖含量降低，并达到防治心血管疾病的目的。

营 养 小 档 案

【性味归经】味甘，性凉。归肺经、大肠经、膀胱经。

【营养功效】冬瓜含有蛋白质、脂肪、糖类、叶酸、膳食纤维、维生素 A、胡萝卜素、维生素 K、维生素 C、维生素 E、核黄素、尼克酸和矿物质钙、镁、铁、锌、硒等。冬瓜含钠较少，是慢性肾炎水肿、营养不良性水肿、孕妇水肿患者的消肿佳品；冬瓜所含的维生素 C 对肌肤的胶原蛋白和弹力纤维都能起到良好的滋润效果，经常食用冬瓜，可以有效抵抗初期皱纹的生成，令肌肤柔嫩光滑。

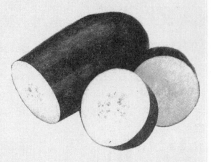

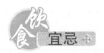

饮食宜忌

冬瓜属寒凉蔬菜，体质虚寒、腹泻以及患有肠胃疾病的人要少吃或不吃。

这样吃最降糖

黄芪冬瓜汤

原料 黄芪 20 克，鲜番薯叶 50 克，冬瓜 100 克，精盐 10 克。

做法

❶ 冬瓜洗净，不去皮，去瓤，切 3 厘米宽、5 厘米长的块；黄芪润透，切片；番薯叶洗净，切 3 厘米长的段。

❷ 将冬瓜、黄芪、鲜番薯叶、精盐放入炖锅内，加入清水 600 毫升。

❸ 将锅置大火上烧沸，再用小火炖 45 分钟即成。每天 1 次，喝汤。因

无油脂，非常适合糖尿病患者食疗用。

山药冬瓜粥

原料 冬瓜、大米各 100 克，山药 20 克，竹笋 30 克。

做法

❶ 山药去皮，洗净，用清水浸泡一夜，切片；冬瓜洗净，去皮、瓤，切片；竹笋洗净，切片；大米淘净。

❷ 锅内放入大米、山药、冬瓜、竹笋，加 800 毫升水，大火烧沸，改用小火炖熬 35 分钟即成。

黄瓜

降脂降糖，亦蔬亦果的良品。

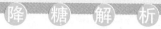

·每·日·宜·食·用·量·

每日 100 克为宜。

降糖解析

黄瓜富含葡萄糖苷、果糖以及丙醇二酸，除了不参与一般的糖代谢外，还会抑制糖类物质向脂肪转变，起到降血糖的功效。除此之外，黄瓜含有大量膳食纤维，能够清除体内多余的脂肪、胆固醇等物质，达到降脂减肥的目的，是防治高血脂、高胆固醇疾病的佳品。

营养小档案

【性味归经】味甘，性凉。归肺经、胃经、大肠经。

【营养功效】黄瓜含有少量的蛋白质、脂肪、糖类、维生素C、胡萝卜素和钙、磷、铁等人体必需的营养素，含有咖啡酸、绿原酸、多种游离酸以及挥发油、葫芦素、黄瓜酶等。新鲜的黄瓜中含有丙醇二酸和较多的钾，前者可以降低血液中胆固醇和甘油三酯含量，后者可以降低血压。因此，常吃黄瓜可预防冠心病。黄瓜中饱含水分和大量维生素，可以预防唇炎和口角炎，更可以有效地对抗皮肤老化，减少皱纹的产生，使皮肤水嫩、亮白。

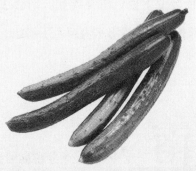

 宜忌

脾胃虚弱、腹痛腹泻、肺寒咳嗽者都应少吃，因黄瓜性凉，胃寒患者食之易致腹痛泄泻。

这样吃最降糖

芦荟黄瓜粥

原料 芦荟50克，黄瓜30克，大米150克。

做法

❶ 芦荟洗净，去皮，切成小块；黄瓜去皮、瓤，洗净，切成小块；大米淘净。

❷ 锅内放入芦荟、大米、黄瓜，加入500毫升清水，大火烧沸，改用小火煮35分钟即成。

烧黄瓜

原料 黄瓜500克，色拉油40毫升，淀粉（豌豆）4 克，精盐 2 克，味精 1 克，清汤适量。

粉加水适量调匀成水淀粉 8 毫升左右备用。

○**做法**

❶ 黄瓜去皮，切开去瓤，切成 3 厘米长的条，放沸水内焯一下捞出，淀

❷ 色拉油下锅烧热，放入黄瓜条、精盐和味精，加入清汤 15 毫升，煮至入味时，加水淀粉勾芡即可。

南瓜

改善胰岛细胞功能，降糖有奇效。

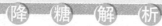

·每·日·宜·食·用·量·

每日 100 克为宜。

降糖解析

南瓜中所含的果胶在肠内可形成一种胶状物，能延缓肠管对营养物质的消化吸收，从而控制了饭后血糖的升高。另外，南瓜所含的微量元素钴是胰岛细胞合成胰岛素所必需的微量元素。

营养小档案

【性味归经】味甘，性温。归脾经、胃经、大肠经。

【营养功效】南瓜含有蛋白质、脂肪、纤维素、葡萄糖、蔗糖、甘露醇、戊聚糖等，还含有精氨酸、瓜氨酸、天门冬酸等氨基酸。矿物质中除钾、钙、磷、铁、镁、铜外，还含有微量元素钴。南瓜能消除致癌物质亚硝胺的突

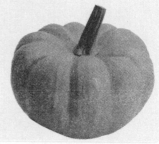

变作用，有防癌功效，并有助于肝、肾功能的恢复，增强肝、肾细胞的再生能力。南瓜中含有丰富的锌，锌参与人体内核酸、蛋白质合成，是肾上腺皮质激素的固有成分，为人体生长发育的重要物质。

 宜忌

南瓜多食则壅气生湿，故脾虚而湿阻气滞、痞闷胀满者不宜食用。糖尿病患者不宜食用老南瓜。

这样吃最降糖

南瓜粉

· **原料** 南瓜1个。

· **做法**

❶ 选择成熟的南瓜，洗净后去皮去籽，切成细丝。

❷ 将南瓜丝放入清水中浸泡1小时后取出，晒干，把南瓜丝放入烘箱（60～80℃，烘8个小时）或用铁锅炒脆。

将松脆的南瓜丝磨碎，储存于密封容器内备用。患者每次可取1～2匙（30～40克）南瓜粉，放入适量温开水中调匀后服用，每日3次，连服15天，后可根据血糖下降情况适当增减服用量。

南瓜虾皮汤

· **原料** 南瓜300克，虾皮50克，大豆油50毫升，大葱1根，姜1小块，盐5克，花椒、鸡精、清汤各适量。

· **做法**

❶ 将南瓜去皮，去瓤，切成薄片；把虾皮泡后淘洗干净，捞出，控净水分；葱、姜切末备用。

❷ 锅内加豆油，烧热，放入葱末、姜末、花椒炝锅，随即放入南瓜片爆炒至软。

❸ 添入清汤，加虾皮、盐，待南瓜片煮烂时，加入鸡精即成。

番茄

有效降低患者发生心血管并发症的风险。

·每·日·宜·食·用·量·

每日宜食 35 克。

降 糖 解 析

番茄中的一些有机酸能促进红血球的形成，有利于保持血管壁的弹性，降低血压。所以，食用番茄对预防动脉硬化、高血压、冠心病、糖尿病也有帮助。

营养小档案

【性味归经】味酸、甘，性微寒。归肝经、胃经、肺经。

【营养功效】番茄营养极为丰富，鲜果含水分、糖类、蛋白质、维生素 C、胡萝卜素，还含有维生素 P、番茄红素、谷胱甘肽、苹果酸、柠檬酸，含有钙、磷、锌、铁等矿物盐及锰、铜、碘、硼等重要 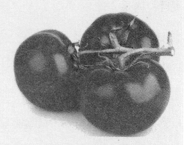 的微量元素。番茄中的番茄红素能清除自由基，保护细胞，阻止癌变进程。番茄红素还是很强的抗氧化物，不仅可以保护皮肤不受阳光、空气污染的伤害，而且可以防止细胞老化，达到以内养外、内外兼修的效果。

饮食宜忌

烹调时不要久煮，青色未熟的番茄不宜食用，急性肠炎、菌痢及溃疡活动期患者不宜食用，不宜空腹吃。

这样吃最降糖

番茄西柚汁

原料 西柚 300 克，番茄 100 克，薄荷叶适量。

做法

① 西柚、番茄分别洗净，去皮，切成小块，放入榨汁器中榨汁。

② 取一杯子，倒入西柚汁、番茄汁，加入薄荷叶，调匀即可。

番茄豆腐羹

原料 番茄 200 克，豆腐 200 克，精盐 5 克，味精 2 克，清汤适量。

做法

① 将豆腐切片，入沸水稍焯，沥水待用。

② 番茄洗净，沸水烫后去皮，剁成蓉，下油锅煸炒，加精盐、味精，炒几下待用。

③ 下清汤、精盐、味精、豆腐，烧沸入味，下番茄酱汁，推匀，出锅即成。

胡萝卜

降压、降脂，有效防治糖尿病。

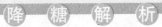

·每·日·宜·食·用·量·

每日 60 克为宜。

降　糖　解　析

　　胡萝卜含有的胡萝卜素和矿物质能够刺激机体肾上腺素的形成，因此食用胡萝卜能够达到降低血压、血脂的功效；除此之外，在干胡萝卜中通过石油醚能够提炼出一种降糖物质，这种物质能够很好地降低体内血糖含量的浓度，因此可以说胡萝卜是糖尿病患者理想的食品之一。

营养小档案

【性味归经】味甘，性平。归肺经、脾经。

【营养功效】胡萝卜含蛋白质、脂肪、糖类、膳食纤维、维生素 A、胡萝卜素、硫胺素、核黄素、尼克酸、维生素 C、维生素 E 和矿物质钙、钠、镁、铁、锌、硒等。以胡萝卜素含量最为丰富。胡萝卜含

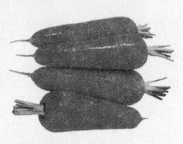

有大量的维生素 A，能够有效保护眼部、呼吸道、泌尿道及胃肠道黏膜，预防细菌和病毒感染，提高免疫力；经常食用胡萝卜，可调节视网膜感光物质合成，缓解眼疲劳，预防干眼病和夜盲症的发生。

饮食宜忌

胡萝卜不宜做下酒菜，否则对肝脏不利。

胡萝卜素是脂溶性物质，凉拌生食不利于营养物质吸收，与肉同煮或以油炒易被人体吸收。不宜与维生素 C 含量高的蔬菜混合烧煮。

这样吃最降糖

胡萝卜炖牛腱

原料 胡萝卜 200 克，牛腱 200 克，大枣 8 颗，姜 2 片，水 1500 毫升，酒少许，盐适量。

做法

❶ 将牛腱洗净，切成条块；将胡萝卜切块。

❷ 将牛腱汆烫后捞起，把水煮开后，放入牛腱、胡萝卜、大枣及姜片，炖煮 1.5 小时，加入调味料即可。

菊花胡萝卜汤

原料 胡萝卜 100 克，鲜菊花 10 克，葱花、盐、味精、香油、高汤各适量。

·做法

① 胡萝卜洗净，切片。

② 锅中倒入高汤，放入菊花、盐、

胡萝卜煮熟，加入葱花、香油、味精，搅匀即成。

白萝卜

稳定胰岛素的结构和功能，平稳降血糖。

·每·日·宜·食·用·量·

每日 50 克为宜。

降糖解析

白萝卜的纤维素含量比较高，能够加速肠道蠕动，清除体内垃圾，从而使血糖含量降低。此外，它含有丰富的分解酶如淀粉酶，能及时分解体内多余的淀粉、脂肪等物质，有效稳定血糖含量。

营养小档案

【性味归经】味甘、辛，性凉。归肺经、脾经。

【营养功效】萝卜含蛋白质、脂肪、食物纤维、葡萄糖、蔗糖、维生素 A、维生素 B_1、维生素 B_2、维生素 E、维生素 C 和矿物质钾、钠 、钙、铁、锌、磷、硼，以及胆碱、氧化酸、淀粉酶、芥子油等。白萝卜中含有一种特殊化合物——异硫氰酸苯脂，它能杀虫，且对人体无损害。用白萝卜汁改善滴虫性阴道炎，效果极佳。此外，白萝卜的微量元素含量也很高，例如锌，对促进食欲有很大帮助。

饮食宜忌

胡萝卜与白萝卜不要一起吃。萝卜性寒，脾胃虚弱和偏寒体质、大便溏稀者少吃。

白萝卜是人体补充钙的最佳来源之一，这种钙在萝卜皮中含量最多。

这样吃最降糖

山药白萝卜粥

·原料 白萝卜50克，山药20克，大米100克。

·做法

❶山药去皮，洗净，浸泡一夜，切薄片；白萝卜洗净，去皮，切薄片；大米淘净。

❷锅内放入大米、白萝卜、山药，加800毫升清水，大火烧沸，改用小火煮35分钟即成，每2～3日食用1次。

萝卜煨牛腩

·原料 牛腩肉500克，白萝卜150克，红萝卜100克，葱段5克，姜片5克，当归5克，枸杞子5克，牛腩汤粉15克，蚝油10毫升，盐5克，味精10克，酱10克，料酒10毫升，老抽5毫升。

·做法

❶先将牛腩肉斩成块状，放入沸水中焯10分钟，去净血污待用。

❷白萝卜、红萝卜削皮切成滚刀块，放入锅中煮20分钟待用。

❸锅中放油下牛腩肉同萝卜一起炒香，加入余下各料，调好味后再放入煲中煲1小时至焖烂即可。

西葫芦

促进人体胰岛素分泌，有效防治糖尿病。

·每·日·宜·食·用·量·

每日80克为宜。

降 糖 解 析

西葫芦是一种低钠高纤维的蔬菜，可溶性的纤维素能够加快脂肪和糖的代谢，从而降低血糖的浓度，所以比较适合糖尿病患者食用。此外，西葫芦含有的蛋白质也比较丰富，食用后能够增加体内的氨基酸含量，进而促进胰岛素分泌，是糖尿病患者的得力助手。

营 养 小 档 案

【性味归经】味甘，性寒。归脾经、胃经、肾经。

【营养功效】西葫芦中含有蛋白质、脂肪、糖类、膳食纤维、维生素 A、胡萝卜素、维生素 C、维生素 K、硫胺素、核黄素等物质，还有矿物质钙、磷、钾、钠、镁、铁、锌、硒，且钠盐含量很低，是公认的保健食品。西葫芦能预防肝、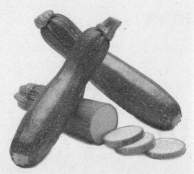

肾病变，有助于肝、肾功能衰弱者增强肝肾细胞的再生能力。除此之外，西葫芦还具有消除致癌物（亚硝胺）引起的细胞突变的作用。

 饮食宜忌

西葫芦不宜生吃，烹调时不宜煮得太烂，以免营养损失。

这样吃最降糖

爆炒西葫芦

·原料 西葫芦1个，醋、葱、辣椒、姜、鸡精各适量。

·做法

① 西葫芦洗净，切开，掏出籽，切片装盘；大葱生姜切丝。

② 油热后爆炒葱、辣椒、姜，然后倒入西葫芦，翻炒几个回合，加醋少许（白醋、红醋都可），继续翻炒加盐。

③ 快出锅时再加鸡精，翻炒几下就可以出锅了。

西葫芦炒虾皮

·原料 西葫芦250克，虾皮30克，枸杞50克，盐3克，鸡精1克，淀粉5克。

·做法

① 将枸杞洗净放水中浸泡一会儿，西葫芦去皮，切片。

② 坐锅倒油，油热后，放入切好的西葫芦片，翻炒一会儿，放入虾皮、盐、枸杞，继续翻炒，然后加盖略焖一会儿。

③ 加入水淀粉、鸡精炒匀起锅。

豇豆 促进胰岛素分泌，降低血糖浓度。

·每·日·宜·食·用·量·

每日宜食50克。

降糖解析

豇豆中富含磷脂元素，能刺激胰岛素分泌，达到辅助治疗糖尿病的目的；豇豆中含有的磷脂在体内分解为甘油等物质，甘油转化为磷酸二羟丙酮，在体内参与糖的循环和代谢，达到降低体内血糖的目的。

营养小档案

【性味归经】味甘，性平。归脾经、胃经。

【营养功效】豇豆含有丰富的 B 族维生素以及对人体有益的钙、磷、铁等矿物质。豇豆所含的膳食纤维和维生素 B_1，能维持正常的消化腺分泌和胃肠道蠕动的功能，抑制胆碱酯酶活性，加速肠蠕动，帮助消化，增进食欲。对于治疗和预防老年性便秘有奇效。豇豆具有健脾和胃、安神促眠的功效，同时可补肾、止泻，对尿频、遗精及一些妇科功能性疾病有辅助疗效。

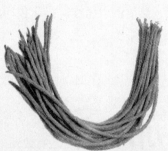

饮食宜忌

长豇豆不宜烹调时间过长，以免造成营养流失。饭豇豆作为粮食，与粳米一起煮粥最适宜。

一次不要吃太多，以免产气胀肚。豇豆多食则性滞，故气滞便结者应慎食豇豆。

这样吃最降糖

凉拌豇豆

• 原料 豇豆 300 克，香油、盐、味精、蒜末各适量。

• 做法

❶ 豇豆洗净，切段，放入沸水中泡至豇豆无生味，捞出豇豆盛盘。

❷ 加入盐、味精、蒜末，淋入香油搅拌均匀即可。

清炒豇豆

• 原料 豇豆 250 克，花生油、精盐、味精、葱末、蒜末各适量。

做法

❶ 将豇豆择洗干净切成等段，分次放入热油锅中稍炸，捞出控净油。

❷ 锅中留油少许烧热，放入葱蒜爆锅，加入豇豆、精盐、味精翻炒均匀即可。

茄子

有效预防糖尿病并发视网膜出血症。

·每·日·宜·食·用·量·

每日200克为宜。

降糖解析

茄子中维生素P的含量很高，能使血管壁保持弹性和生理功能，保护心血管、抗坏血酸，防止微血管破裂出血，有助于防治高血压、冠心病、动脉硬化和出血性紫癜。茄子还含有维生素E，有防止出血和抗衰老的功能。常吃茄子，可使血中胆固醇水平不致增高，预防高血压引起的脑溢血和糖尿病引起的视网膜出血。

营养小档案

【性味归经】味甘，性凉。归脾经、胃经、大肠经。

【营养功效】茄子含蛋白质、脂肪、糖类、膳食纤维、维生素A、胡萝卜素、硫胺素、核黄素、尼克酸、维生素C、维生素E、钙、磷、钠、镁、铁、锌、硒等。茄子中的龙葵碱具有抑制肿瘤生长的功效，是预防癌症的首选蔬菜；茄子紫色

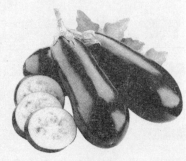

的皮中含有多种胆碱，具有清热解毒和消肿利尿的功效；它含的维生素E较为丰富，经常食用具有延年益寿的作用；茄子性属凉，可以达到清热解毒、消肿止痛的目的。

 宜忌

茄子性寒，慢性腹泻、消化不良者不宜多吃。

老茄子特别是秋后的茄子含有较多的茄碱，对人体有害，不宜多食。

这样吃最降糖

虾仁茄罐

原料 茄子 500 克，虾仁 50 克，瘦肉 100 克，鸡蛋 2 个，冬菇、净笋各 25 克，葱、姜末、料酒、酱油、味精、汤、花椒油、淀粉各适量。

做法

❶ 先将茄子切成 1 厘米厚的圆片；猪肉切成 3 厘米长的丝；笋、冬菇分别切成丝，用开水烫一下，控干水分待用。

❷ 锅加油烧热，先把虾仁炒一下，捞出，再下茄片炸至呈金黄色时捞出；鸡蛋炒成碎块备用。

❸ 坐炒锅，将肉丝加葱、姜炒熟，锅内入虾仁、鸡蛋、冬菇丝、笋丝，烹入料酒、酱油，加味精和少许汤拌匀，装盆中作馅。

❹ 最后取 1 只碗，碗底铺上茄片，把馅装入碗内，上面盖上茄子片，上蒸笼蒸熟，蒸熟后的原汤倒勺内，将茄子罐放入平盘。

❺ 锅坐火上勾芡，加花椒油，最后把汁浇在茄子罐上即成。

茄子炒牛肉

原料 茄子 100 克，牛肉（瘦）60 克，姜 10 克，大蒜 5 克，盐 3 克，味精 1 克，植物油 20 克，淀粉（玉米）4 克。

做法

❶ 将茄子洗净，切片，清水浸渍 1

小时；牛肉洗净，切片；生姜洗净，切丝；取食盐、淀粉少许，与牛肉混匀；大蒜去皮捣烂。

❷ 起油锅，放入大蒜，随后放入茄子片，炒熟铲起，另用油起锅，下牛肉片，炒熟，并与茄片混匀，调味即可。

洋葱

充饥、降糖，糖尿病患者良好的食疗佳蔬。

·每·日·宜·食·用·量·

每日50克为宜。

降糖解析

洋葱含有一种抗糖尿病的化合物，具有刺激胰岛素合成及释放的作用，能够降低血糖，并在人体内生成具有强力利尿作用的皮苦素。

洋葱中还含有微量元素硒，可修复胰岛细胞并保护其免受损害，维持正常的胰岛素分泌功能，调节血糖。

营养小档案

【性味归经】味甘、辛，性温。归肝经、脾经、胃经、肺经。

【营养功效】洋葱含水分、蛋白质、糖类，还含有前列腺素A、二烯丙基二硫化物及硫氨基酸、胡萝卜素、维生素C、维生素B_1和尼克酸，并含有硒、锌、铜、铁、镁等多种微量矿物质。洋葱不含脂肪，长期食用能净化血液，清

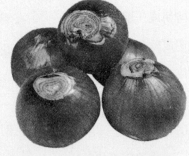

除体内多余的脂肪和胆固醇，达到保护血管、促进消化的目的。此外，洋葱中的硒、钙等微量元素含量非常高，不仅可以抗衰防癌，还可以补充

人体所需钙质，防治骨质疏松。洋葱含有丰富的挥发性物质——硫化合物，能够使脑细胞充分利用血液中的葡萄糖，达到提神醒脑、降血糖的功效。

宜忌

洋葱不可过量食用，因为它易产生挥发性气体，过量食用会产生胀气和排气过多，给人造成不快。凡有皮肤瘙痒性疾病和患有眼疾、眼部充血者应少食。洋葱不宜煮得太烂，以免降糖成分损失。

这样吃最降糖

炸洋葱丝

原料 洋葱600克，青椒20克，植物油50克，白醋25克，盐3克，味精1克。

做法

❶ 将洋葱剥去老皮，洗净后切成菱形小丁；青椒洗净后切成菱形片。

❷ 炒锅内倒入植物油，上火烧热后，将青椒倒入炒香，再加入洋葱炒片刻，放入盐、味精、白醋等翻炒均匀即可出锅。

猪肉炒洋葱

原料 洋葱150克，猪瘦肉50克，精盐、鸡精、料酒、食用油各适量。

做法

❶ 将洋葱、猪瘦肉洗净，分别切成丝。

❷ 将锅置火上，注油，烧至八成热，放入猪肉丝稍炒，再下入洋葱同炒，熟后加精盐、鸡精、料酒调味即可。

芹菜

降低血糖，防止餐后血糖迅速上升。

每日 50 克为宜。

降 糖 解 析

芹菜为高纤维素食物，高纤维素饮食能改善糖尿病患者细胞的糖代谢，增加胰岛素受体对胰岛素的敏感性，能使血糖下降，从而可减少患者对胰岛素的用量。

营 养 小 档 案

【性味归经】味甘、苦，性凉。归肝经、胃经。

【营养功效】芹菜含蛋白质、脂肪、糖类、粗纤维、尼克酸、维生素 C 和钙、磷、铁、钾、钠、镁等矿物质。芹菜中的芹菜素或芹菜鲜汁均有明显的降压作用，芹菜的提取物有降低血脂的作用；芹菜甲素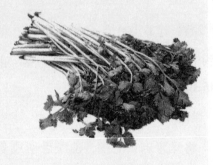和芹菜乙素还有镇静安神的作用。芹菜素还能抑制血管平滑肌增殖，预防动脉硬化，适合高血脂、高血压、动脉硬化及肿瘤患者食用。

 饮食宜忌

脾胃虚寒、肠滑不固及血压偏低者、婚育期男士应少吃芹菜。

这样吃最降糖

凉拌芹菜

原料 芹菜梗200克，水发海带100克，水发黑木耳50克，酱油、麻油、精盐、白糖、味精各适量。

做法

① 海带、黑木耳洗净切丝，用沸水焯熟；嫩芹菜梗洗净，切成3～4厘米长，入沸水中煮3分钟后捞起，沥干。

② 将海带丝、黑木耳丝及调味品与芹菜梗拌匀即成。

丹参芹菜粥

原料 丹参15克，芹菜250克，大米150克，葱花、盐、鸡精各适量。

做法

① 丹参润透，切薄片；芹菜去叶，洗净，切段；大米淘净。

② 锅内放入大米、丹参、芹菜、葱花，加800毫升水，大火烧沸，改用小火煮35分钟，加入盐、鸡精，搅匀即可。每日1次，佐餐食用。

菠菜

含有胰岛素样物质，能保持血糖稳定。

·每·日·宜·食·用·量·

每日80～100克为宜。

降糖解析

菠菜中含有一种类似胰岛素的物质，作用与胰岛素接近，能使血糖保持稳定，所以糖尿病患者（尤其2型糖尿病患者）食用菠菜能较好地控制血糖。

营养小档案

【性味归经】味甘、辛，性凉。归肠经、胃经。

【营养功效】菠菜含有蛋白质、脂肪、糖类、粗纤维、灰分、胡萝卜素、维生素 B_1、维生素 B_2、尼克酸、维生素 C 和钙、磷、铁、钾、钠、镁等矿物质。菠菜含有丰富的叶酸，它能促进红血球生成，分解体内导致血管收缩和硬化的氨基酸，增加血管弹性，促进血液循环，有效预防心脏病。另外，菠菜中还富含蛋白质、核黄素等，这些成分非常适合眼睛的日常保健。

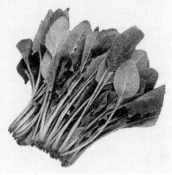

 宜忌

菠菜含草酸较多，与含钙丰富的食物（如豆腐）共烹，可形成草酸钙，既不利于对钙的吸收，又不利于胃肠消化，食用菠菜时，先在沸水中烫泡一下，可使草酸钙减少一部分。

由于菠菜性滑，大便秘结者吃菠菜有利；肠胃虚寒、腹泻者应少食。

菠菜与猪肝同食，是防治老年缺铁性贫血的良方。

这样吃最降糖

西洋参菠菜粥

原料 西洋参 10 克，菠菜 250 克，大米 100 克。

做法

❶ 西洋参洗净；菠菜洗净，焯熟后捞出，切碎；大米淘净。

❷ 锅内放入大米、适量水，大火烧沸，放入菠菜、西洋参，用小火熬熟即成。

菠菜根粥

原料 鲜菠菜根 250 克，鸡内金 10 克，大米 100 克。

做法

菠菜根洗净，切碎，与鸡内金同放入锅内加水适量煎煮半小时，再加入淘净的大米，煮烂成粥。每天 1 剂，分 2 次服。

韭菜

降低血糖含量，改善糖尿病症状。

·每·日·宜·食·用·量·

每日 50～100 克为宜。

降　糖　解　析

韭菜的粗纤维含量非常高，所以清肠效果十分显著，不仅能够强化胃肠功能，还可减少脂肪、胆固醇等物质在体内堆积，从而降低血糖含量，改善糖尿病症状，并且对糖尿病及其合并的高血压、高脂血症、冠心病等均有较好的防治作用。

营养小档案

【性味归经】 味甘、辛，性温。归肝经、胃经、肾经。

【营养功效】 韭菜富含蛋白质、膳食纤维、维生素 A、B 族维生素、维生素 C、钙、磷、钾、挥发油、硫化物等。韭菜中含有的维生素 A 可以维持视紫质的正常功能，能够保护视力；同时维生素 A 还可以改善肤质。食用韭菜还可以缓解关节扭伤、支气管炎、急性胃肠炎、牙龈炎、梦遗、滑精等症，并能减少肠道对脂性物质的吸收，从而具有瘦身作用。

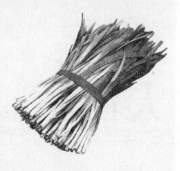

宜忌

韭菜属于温热食物，食用时要注意用量，如果长期大量食用，容易造成上火现象，并且会影响眼睛健康，尤其是在炎热的夏季，少吃为宜。此外，韭菜富含粗纤维，肠胃功能差的人最好少吃或不吃，多吃不仅达不到促消化的目的，还会造成严重的肠胃疾病。

这样吃最降糖

韭菜虾仁豆腐汤

原料 虾100克，韭菜75克，水淀粉、香油、盐各适量。

做法

❶ 虾洗净，去壳；韭菜洗净，切碎；豆腐洗净，切片。

❷ 锅内放入虾、韭菜、豆腐，加适量水，大火烧煮片刻，用水淀粉勾芡，加盐、香油调味即可。每日1

次，佐餐食用。

桃香韭菜

原料 韭菜150克，核桃6克，香油2毫升，盐3克。

做法

❶ 韭菜洗净后切段备用。

❷ 核桃仁用香油炒熟，在核桃仁中加入韭菜段、盐略炒，待韭菜熟后即可。

大白菜

延缓餐后血糖上升，有效防治糖尿病。

·每·日·宜·食·用·量·

每日100克为宜。

降糖解析

大白菜富含果胶、纤维素，能够吸附血液以及肠道中的垃圾，减少脂肪、胆固醇的沉积，从而降低血糖、血脂、胆固醇的含量，有助于防治糖尿病、高血脂、便秘等疾病。

营养小档案

【性味归经】味甘，性微寒。归肺经、胃经、大肠经。

【营养功效】大白菜的营养成分很丰富。白菜富含胡萝卜素、维生素 B_1、维生素 B_2、维生素 C、粗纤维、蛋白质、脂肪和钙、磷、铁等。

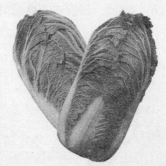

白菜含有的微量元素钼，能阻断亚硝酸盐等致癌物质在人体内生成，有效预防癌症；白菜中的膳食纤维不但能起到润肠、排毒的作用，还能促进人体对动物蛋白质的吸收；白菜含有丰富的维生素，可以促进消化，加速脂肪分解，而且所含热量很低，是很好的瘦身食品。

饮食宜忌

腐烂的白菜中含有亚硝酸盐等毒素，食后可使人体严重缺氧甚至威胁生命。不要食用隔夜的熟白菜，否则容易中毒。

这样吃最降糖

白菜炖豆腐

原料 白菜 200 克，豆腐 50 克，酱油 15 毫升，食油 10 毫升，盐、姜各 2 克。

做法

❶ 白菜洗净切段；豆腐切成块。

❷ 油锅热后先煸姜，放入白菜略炒并加入酱油，再放豆腐，加水没过菜，加盐煮熟即成。

泽泻白菜汤

原料 泽泻 15 克，白菜 300 克，料酒、葱花、姜丝、盐、鸡精、鸡油各适量。

做法

① 泽泻研成细末；白菜洗净，切段。

② 锅内放入白菜、泽泻末、姜丝、葱花、料酒，加清水 800 毫升，大火烧沸后，改用小火煮 25 分钟，加入盐、鸡精、鸡油，拌匀即成。每日 1 次，早餐食用。

蕨菜

稳定胰岛素的结构与功能，改善糖尿病病情。

·每·日·宜·食·用·量·

每日 30 克为宜。

降·糖·解·析

蕨菜中含有丰富的锌和硒。锌参与胰岛素的合成与分泌，能稳定胰岛素的结构与功能，补锌对改善糖尿病患者的病情有利。硒元素能明显促进细胞对糖的摄取，具有与胰岛素相同的调节糖代谢的生理活性。

营养小档案

【性味归经】味甘，性寒。归脾经、胃经、肠经。

【营养功效】鲜蕨菜含蛋白质、脂肪、糖类、维生素 C、胡萝卜素、钙、磷、钾，还含有麦角甾醇、胆碱、甙类、鞣酸等成分。蕨菜素对细菌有一定的抑制作用，可用于发热不退、肠风热毒、湿疹、疮疡等病症，具有良好的清

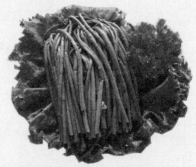

热解毒、杀菌消炎之功效。蕨菜的某些有效成分能扩张血管、降低血压，并能补脾益气，强健机体，增强抗病能力，还具有一定的抗癌功效。

脾胃虚寒者慎用，常人也不宜多食。

这样吃最降糖

凉拌蕨菜

·原料 蕨菜 100 克，香油 10 克，大蒜 15 克，盐 3 克。

·做法

① 将蕨菜放在淘米水中浸泡后，连同淘米水一起煮沸；待晾凉后，再用凉开水洗干净，继续用凉开水浸泡到茎秆光滑时，捞出挤去水分，切成长条；大蒜剥去蒜衣捣成蒜泥。

② 将切好的蕨菜在香油锅中煸炒，放入蒜、盐翻炒，即可食用。

蕨菜炒肉丝

·原料 蕨菜 200 克，猪里脊肉 150 克，葱花、姜末、酱油、料酒、味精、植物油各适量。

·做法

① 蕨菜洗净，焯水，切段；猪里脊肉洗净，切丝。

② 锅内放入植物油烧热，加猪里脊肉煸炒片刻，烹入酱油，加入葱花、姜末、料酒炒匀，投入蕨菜炒至入味，调入味精即成。

莼菜

显著增加机体对胰岛素的敏感性。

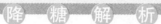

·每·日·宜·食·用·量·

每日 30 克为宜。

降糖解析

莼菜富含纤维素，食用后易增加饱腹感，延缓餐后血糖上升。莼菜含有丰富的锌，是植物中的"锌王"。补锌能够增加机体对胰岛素的敏感性，帮助维持血糖水平正常，因此，食用莼菜对糖尿病患者有良好的辅助治疗效果。

营养小档案

【性味归经】味甘，性寒。归脾经、肝经。

【营养功效】莼菜含蛋白质、脂肪、糖类、维生素 B_1、维生素 B_2、维生素 C、尼克酸、钙、磷、铁等。莼菜的黏液质含有多种营养物质，有较好的清热解毒作用，能抑制细菌的生长，食之可清胃火，泻肠热，治疗糖尿病消渴症状。它含有一种酸性杂多糖，是一种较好的免疫促进剂，可以增强机体的免疫功能，预防疾病的发生。

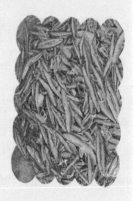

饮食 宜忌

莼菜性寒而滑，多食易伤脾胃，发冷气，损毛发，所以不宜多食。

这样吃最降糖

凉拌莼菜

原料 鲜莼菜 500 克，姜、葱、蒜末各 20 克，精盐、味精适量。

做法

❶ 将莼菜洗净，入开水锅中烫熟，用漏勺捞出沥水。

❷ 然后放碗内，加入精盐、味精调匀，再加葱、姜、蒜末及香油拌匀装盘即成。

西兰花

降低血糖，防止并发高血压、心脏病的危险。

·每·日·宜·食·用·量·

每日宜食70克。

降 糖 解 析

西兰花是高纤维蔬菜，能有效降低肠胃对葡萄糖的吸收，进而降低血糖，有效控制糖尿病的病情，而其中一定量的类黄酮物质，则对高血压、心脏病有调节和预防的功用，对于糖尿病患者防治高血压、心脏病有很好的效果。

营 养 小 档 案

【性味归经】味甘，性平。归肺经。

【营养功效】西兰花含蛋白质、糖类、脂肪、矿物质、维生素 C 和胡萝卜素等。西兰花的抗癌效果十分显著，其所含的"索弗拉芬"（一种抗癌化合物）可使细胞形成对抗外来致癌物侵蚀的膜，对预防多种癌症具有很好的辅助作用。西兰花中的维生素 C 含量极高，不但有利于人体的生长发育，更重要的是能提高人体免疫功能，促进肝脏解毒，尤其可以预防感冒和坏血病。

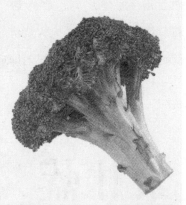

饮食宜忌

颜色浓绿鲜亮的西兰花为佳，若有泛黄现象，则表示已过度成熟或贮藏太久，不宜食用。

131

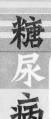

糖尿病 饮食对症调养 —— 专家教你怎样吃缓解糖尿病

西兰花和番茄在一起吃可预防前列腺癌，这两种蔬菜的"团结"抗癌力量尤为显著。

这样吃最降糖

玉米兰花汤

原料 西兰花 400 克，玉米粒 100 克，水淀粉、盐、鸡精、香油、植物油各适量。

做法

❶ 西兰花洗净，掰成瓣，焯水。

❷ 炒锅放植物油烧至六成热，下入西兰花，煸炒片刻，放入盐、玉米粒、鸡精和适量水，大火烧沸，用水淀粉勾芡，淋上香油，搅匀即成。

番茄炒西兰花

原料 番茄 2 个，西兰花 2 棵，油、盐、鸡精适量。

做法

❶ 番茄洗净，去皮，切成半月状；西兰花洗净并掰成小朵。

❷ 炒锅入油烧至六分热时，倒入西兰花和番茄，加入适量盐和鸡精，炒熟即可。

紫甘蓝 改善糖耐量，有效预防糖尿病并发症。

·每·日·宜·食·用·量·

每日宜食 80 克。

降糖解析

紫甘蓝含有丰富的维生素 C、维生素 E 和 B 族维生素。维生素 C 有预防糖尿病性血管病变的作用，并能预防糖尿病患者发生感染性疾病；维生素 E 能够预防糖尿病患者发生血管并发症；B 族维生素能够预防糖尿病患者出现周围神经功能障碍和视网膜病变，减少血中糖化血红蛋白，改善糖耐量。

营养小档案

【性味归经】 味甘，性平。归脾经、胃经。

【营养功效】 紫甘蓝含蛋白质、脂肪、糖类、钙、磷、铁、胡萝卜素、硫胺素、核黄素、尼克酸、果胶、纤维素。紫色色素可以帮助抑制血压上升、改善肝功能、预防糖尿病等。紫甘蓝含有的大量纤维素，能够增强胃肠功能，促进肠道蠕动，以及降低胆固醇水平。

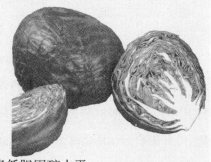

 宜忌

本品有轻微导泻作用，胃寒者不宜多食。

这样吃最降糖

醋熘紫甘蓝

·原料 紫甘蓝100克，卷心菜100克，香叶2克，醋25毫升，盐3克，芥末2克。

·做法

❶ 紫甘蓝、卷心菜洗净后切丝，加盐腌渍30分钟。

❷ 香叶、醋、芥末混合，加水以小火煮3~5分钟成汁。

❸ 混合汁和腌渍好的紫甘蓝及卷心菜搅拌均匀，放置2分钟即可食用。

凉拌紫甘蓝

·原料 紫甘蓝100克，卷心菜100克，醋25克，盐3克，辣椒粉2克。

·做法

❶ 将紫甘蓝、卷心菜洗净后切丝，加盐腌渍30分钟。

❷ 醋、辣椒混合，加水以小火煮3~5分钟成汁。

❸ 混合汁和腌渍好的紫甘蓝及卷心菜搅拌均匀，放置2分钟即可食用。

银耳

能延缓血糖上升，对血糖控制极为有利。

·每·日·宜·食·用·量·

每日 15 克为宜。

降 糖 解 析

银耳热能较低，又含有丰富的食物纤维，糖尿病患者食之有延缓血糖上升的作用。近年来有研究报道，银耳中含有较多的银耳多糖，它对胰岛素降糖活性有影响。在动物实验中发现，银耳多糖可将胰岛素在动物体内的作用时间从 3~4 小时延长至 8~12 小时。因此糖尿病患者宜常食银耳。

营 养 小 档 案

【性味归经】味甘，性平。归肺经、胃经、肾经。

【营养功效】银耳含蛋白质、脂肪、糖类、维生素 B_1、维生素 B_2、钙、磷、铁等。银耳中富含的硒元素可以提高人体对肿瘤的抵抗力，还能增强肿瘤患者对放疗、化疗的耐受力；银耳中富含天然植物性胶质，结合其本身所具有的滋阴作用，可滋润肌肤，祛除脸部黄褐斑、雀斑，是女性食补美容的佳品。

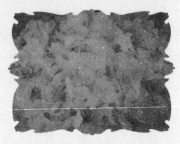

饮食宜忌

银耳同鸡肉或猪肉炖煮，对多种慢性疾病有很好的辅助治疗作用。

冰糖银耳含糖量高，睡前不宜食用，以免血黏稠度增高。

这样吃最降糖

香蕉百合银耳羹

原料 干银耳 15 克，鲜百合 120 克，香蕉 2 根，枸杞子 5 克。

做法

❶ 干银耳泡水 2 小时，剪去老蒂及杂质后撕成小朵，加水 4 杯入蒸笼蒸半个小时取出备用。

❷ 新鲜百合洗净去老蒂；香蕉洗净去皮，切为 0.3 厘米厚的小片。

❸ 将所有材料放入炖盅中，加水，入蒸笼蒸半个小时即可。

菠菜银耳汤

原料 菠菜 150 克，银耳 20 克，香葱 20 克，香油 5 克，盐、味精适量。

做法

❶ 将菠菜洗净切段，用开水氽一下；银耳用温水泡软，洗去泥沙，摘成小朵；香葱洗净，切成细末。

❷ 锅内放入银耳，倒入适量清水，用大火煮沸后再加菠菜煮沸，加入盐、味精、香葱末，淋上香油即成。

竹笋

延缓葡萄糖的吸收，有助于控制餐后血糖。

·每·日·宜·食·用·量·

每日 20 ~ 30 克为宜。

降 糖 解 析

竹笋中植物蛋白、维生素及微量元素的含量均很高，有助于增强机体的免疫功能，提高防病抗病能力。竹笋纤维素含量高，可延缓肠道中食物的消化和葡萄糖的吸收，有助于控制餐后血糖。

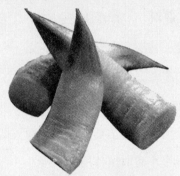

营养小档案

【性味归经】味甘，性微寒。归胃经、大肠经。

【营养功效】竹笋含有丰富的蛋白质，所含蛋白质有 18 种氨基酸，具有低脂肪、低糖、高纤维等特点。而且含有钙、磷、铁、镁、锌等多种矿物质，并含有维生素 B_1、维生素 B_2、维生素 C 及胡萝卜素等多种维生素。竹笋有一定的吸附食物中油脂的作用，是高脂血症和高血压患者首选食物之一。竹笋对于孕妇来说不但是营养丰富的食物，而且对于怀孕引起的水肿、产后虚热、心烦、手足心热都有一定的治疗效果。

饮食宜忌

竹笋乃寒性食品，有涩味，含较多的粗纤维，容易使胃肠蠕动加快，对胃溃疡、十二指肠溃疡、胃出血患者不利，慢性胃肠炎病患者也不宜食用。

这样吃最降糖

竹笋炒肉丝

原料 猪里脊肉 250 克，竹笋 150 克，鸡蛋清 1 个，葱末 10 克，姜末 10 克，芝麻油（香油）5 毫升，盐 2 克，绍酒 10 毫升，味精 1 克，湿玉米粉（用水调制）5 毫升，酱油 15 毫升，水淀粉 5 毫升，植物油 500 毫升。

做法

❶ 将猪里脊切丝，放入水 30 毫升，同鸡蛋清、绍酒、盐 0.5 克、湿玉米粉拌均匀，放入冰箱冷藏室冷藏 1 个小时。

② 将竹笋切成比肉丝略细一点的丝，放入沸水锅里焯一下，控净水分待用。

末即成。

③ 锅置火上放入植物油烧至五成热，将肉丝下锅，待肉丝变白时，立即倒入漏勺沥油。

④ 将酱油、水、盐、水淀粉、味精兑成料汁，在原锅余油中，放入姜末、竹笋略煸，倒入肉丝、料汁翻炒几下，淋上芝麻油起锅装盘，撒上葱

清炒竹笋

· **原料** 竹笋 250 克，植物油、盐、姜片、酱油、葱段、味精各适量。

· **做法**

① 竹笋去皮，洗净，切成薄片。

② 锅内倒入植物油烧热，放入葱段爆锅，放入竹笋、姜片、盐、酱油，翻炒至熟，放味精，炒匀即成。

芦笋

降血糖，保护糖尿病患者的视网膜。

·每·日·宜·食·用·量·

每日 50 克为宜。

降 糖 解 析

芦笋所含香豆素等成分有降低血糖的作用。中老年 2 型糖尿病患者若经常服食芦笋制剂，不仅可以改善糖尿病症状，而且对糖尿病并发高血压病、视网膜损害以及肥胖病等症状有较好的防治作用。

营 养 小 档 案

【性味归经】味甘、苦，性寒。归肺经、胃经。

【营养功效】芦笋含蛋白质、脂肪、糖类、粗纤维、维生素 A、维生素 C、维生素 B_1、维生素 B_2、维生素 B_6、叶酸、钙、磷、钠、镁、钾、铁等。芦笋中含有丰富的叶酸，有助于胎儿大脑的发育，还可以有效预防中老年人冠状动脉硬化、心脑血管疾病的发生。芦笋中的维生素 C、β－胡萝卜素、芸香苷、槲皮素和硒等还是非常有效的抗氧化剂，能够延缓衰老，使人焕发青春活力，具有极佳的美容驻颜功效。

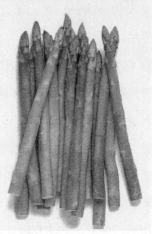

饮食宜忌

经常食用芦笋对心脏病、高血压、心动过速、疲劳症、水肿、膀胱炎、糖尿病、排尿困难等病症有一定的疗效。同时芦笋对心血管病、血管硬化、肾炎、胆结石、肝功能障碍和肥胖者均有益。

芦笋中嘌呤的含量很高，食用后容易使尿酸增加，因此有痛风症状的人要少吃。

这样吃最降糖

芦笋薏米汤

原料 芦笋 125 克，枸杞子 15 克，薏米、红豆各 30 克。

做法

❶ 芦笋洗净，切成末；枸杞子洗净；薏米、红豆分别淘净。

❷ 砂锅内放入枸杞子、薏米、红豆，加适量清水，小火煮至将熟，投入芦笋末，拌匀，煮熟即可。

芦笋青椒番茄饮

原料 芦笋 6 根，番茄 3 个，青椒 1 个。

·做法

① 芦笋洗净，切段；番茄洗净，去蒂，切小块；青椒洗净，去籽，切小块。

② 上述各料全部放进榨汁机中榨成蔬菜汁倒入杯中。

③ 将适量冰块放入杯中，调匀即可。

莴笋

含有胰岛素激活剂，可改善糖的代谢功能。

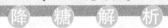

·每·日·宜·食·用·量·

每日 60 克为宜。

降 糖 解 析

莴笋含糖分，但其维生素、矿物质含量丰富，尤其所含的烟酸是胰岛素激活剂，加之含有锌，也是胰腺正常活动必需的元素。此外，莴笋中所含的尼克酸是人体一种酶的成分，也可激活胰岛素，促进糖的代谢，对糖尿病患者非常有益。

营 养 小 档 案

【性味归经】味甘、微苦，性凉。归胃经、大肠经。

【营养功效】莴笋含有蛋白质、脂肪、糖类、膳食纤维、维生素 A、胡萝卜素、硫胺素、核黄素、尼克酸、维生素 C、维生素 E 及钙、磷、钾、钠、镁、铁、锌、硒等矿物质。莴笋中的莴苣素可以和钙一起平复兴奋的神经，稳定情绪，使人容易入睡，对神经衰弱有辅助治疗作用。莴苣素也能完善各消化器官的功能，增进食欲，改善消化不良及便秘症状，还能在一定程度上降低胆固醇，预防高血压。

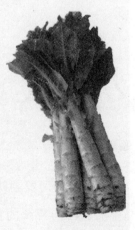

宜忌

莴笋中的某些物质对视神经有刺激作用，会引起头昏嗜睡的中毒反应，所以视力弱者、有眼疾者，特别是夜盲症患者不宜多食。

这样吃最降糖

红豆煮莴笋

原料 莴笋 300 克，红豆 50 克，盐、鸡精、鸡油各适量。

做法

❶ 红豆淘净；莴笋去皮，洗净，切块。

❷ 锅内放入红豆，加 800 毫升水，大火烧沸，改用小火煮 30 分钟，加入莴笋，煮至熟透，加入盐、鸡精、鸡油，搅匀即成。

鲜拌莴笋

原料 莴笋 250 克，料酒、味精、盐各适量。

做法

❶ 将莴笋剥皮、洗净，切成（或刮成）细丝。

❷ 将莴笋丝放在碗内，加食盐少许，搅拌均匀，然后去汁，再将剩余调料放入碗内，拌匀即成。

芦荟

调节血糖代谢，持续降低血糖浓度。

·每·日·宜·食·用·量·

每日 20 克为宜。

降糖解析

芦荟中的阿罗勃朗（Arboran）A、B 有显著降血糖作用，同时它的功效具有长时间持续的特点，而且毫无不良反应。此外，芦荟具有防止便秘、增强胃肠功能、促进血液循环和新陈代谢、消除多余脂肪等作用，并能提高人体免疫力。芦荟可以改善糖尿病并发症的神经、肾脏病变。

营养小档案

【性味归经】味苦，性寒。归脾经、胃经。

【营养功效】芦荟含有芦荟酊、芦荟大黄素等，此外还含有维生素 A、维生素 B_1、维生素 B_2、维生素 B_6、维生素 B_{12} 等。芦荟酊具有抗菌性；芦荟米酊具有抗肿瘤、破坏癌细胞的作用；芦荟乌辛能治疗胃及十二指肠溃疡。芦荟还具有细胞赋活作用，可使伤口尽快愈合；还具有强心、促进血液循环、软化血管、降低胆固醇、扩张毛细血管的作用。

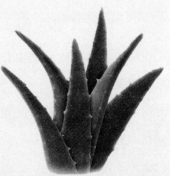

饮食宜忌

芦荟苦寒，体质虚弱的人、儿童、孕妇和经期女性不适宜食用。

切开用热水洗净的叶片，直接用切口部分涂抹及按压伤口，有止血止痛和促进伤口愈合的作用，昆虫咬伤、痔疮、脚癣等也可用此法治疗。

这样吃最降糖

芝麻拌芦荟

●原料 芦荟 80 克，芝麻 5 克，酱油 10 毫升，高汤 10 毫升。

●做法

❶ 芦荟鲜叶用水洗净，刺去掉，剥下两面的皮，芦荟叶肉切成丝放入盘中。

❷ 酱油、芝麻、高汤放碗中，调拌均匀，然后淋在芦荟丝上即成。

山药

降低血糖，延缓餐后血糖上升。

·每·日·宜·食·用·量·

每日 85 克为宜。

降 糖 解 析

山药中的黏滑成分是由黏蛋白形成的，黏蛋白能包裹肠内的其他食物，使糖分被缓慢地吸收。

这一作用能抑制饭后血糖急剧上升，同时也可以避免胰岛素分泌过剩，使血糖得到较好调控。

山药还含有胰岛素分泌必不可少的镁和锌等有效成分，以及维生素 B_1、维生素 B_2。这些成分能促进血液中葡萄糖的代谢。此外，山药还含有淀粉酶，这是消化糖类的酶，可使血液中不再积存糖分。

营 养 小 档 案

【性味归经】味甘，性平。归脾经、肺经、肾经。

【营养功效】山药含有蛋白质、精氨酸、淀粉、甘露聚糖、维生素 B_1、维生素 B_2、烟酸、抗坏血酸、胡萝卜素和多种矿物质。山药含有大量的黏蛋白，能预防脂肪沉积在心血管上，保持血管

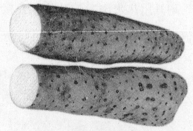

弹性，阻止动脉粥样硬化过早发生；山药可减少皮下脂肪堆积，并能预防结缔组织的萎缩，预防类风湿关节炎、硬皮病等胶原病的发生；山药还能增加 T 淋巴细胞，增强机体免疫力。

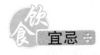**宜忌**

山药属于补益食品，又有收敛作用，有湿热寒邪以及患便秘的人不宜食用。

这样吃最降糖

山药小米粥

·原料 小米 100 克，山药（干）30 克。

·做法

❶ 将山药洗净并切成片；小米淘洗干净。

❷ 将山药片、小米一同置于锅中，加入适量清水，用武火烧沸，再改用文火熬煮至米烂成粥即可。此粥适于治疗肺肾阴虚型糖尿病。

莲 藕

高血脂和糖尿病患者的食疗佳品。

·每·日·宜·食·用·量·

每日 200 克为宜。

降 糖 解 析

莲藕的含糖量不高，但它含有大量的膳食纤维及维生素 C；藕汁性凉，可抑制尿糖、生津止渴，对患有口干口渴、乏力体倦、虚弱之症的糖尿病患者有益。

营养小档案

【性味归经】味甘，性凉。归心经、肺经、脾经、胃经。

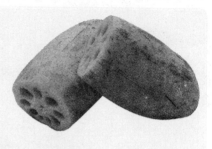

【营养功效】鲜藕中含蛋白质、脂肪、糖类、膳食纤维、维生素A、胡萝卜素、硫胺素、核黄素和矿物质钙、磷、钾、钠、镁、铁、锌，以及天门冬素、棉子糖、水苏糖、果糖、蔗糖及多酚化合物等。莲藕中含有丰富的鞣酸，具有收缩血管和止血的作用；在根茎类食物中，莲藕含铁量较高，故对缺铁性贫血患者有益；莲藕中的鞣质有健脾止泻的作用，能够健脾开胃，帮助食欲不振者恢复健康；还含有多酚类化合物、过氧化物酶，能把人体内的"垃圾"打扫得一干二净。

饮食宜忌

藕性寒，生吃清脆爽口，但碍脾胃。脾胃消化功能低下，大便溏泄者不宜生吃。

莲藕与生姜同食，可治夏季肠胃病，如肠炎、呕吐、胀泻等。

这样吃最降糖

黑豆莲藕汤

原料 母鸡300克，黑豆20克，莲藕500克，枣（干）10克，盐、味精、白胡椒、大葱、姜、料酒各适量。

做法

❶ 将鸡洗净去掉内脏，切成块状。

❷ 藕去皮洗净，切成块状；枣去核，洗净；姜洗净，切成片；葱洗净，切成段。

❸ 将水泡过的黑豆放入锅里大火干炒，炒至黑豆皮裂开后立刻放入清水里洗去浮皮，捞出备用。

❹ 将鸡块放入开水锅里加入料酒焯去腥味，捞出放进清水里洗净。

⑤ 将去过腥的鸡块再放入开水锅里，加入葱段、姜片、黑豆、大枣、藕以及适量的盐、味精、白胡椒粉，用大火煮。

⑥ 开锅后改用小火炖 60 分钟左右即可食用。

莲藕炖排骨

· **原料** 猪排骨 200 克，莲藕 300 克，精盐 2 克，大葱 4 克。

· **做法**

❶ 将猪排骨洗净，剁成 4 厘米长的块；莲藕择洗干净，刮去皮，放在案板上用力拍破，切成同排骨同样大小的块。

❷ 高压锅中倒入适量开水，放入猪排骨、莲藕，放入葱段、精盐，盖上锅盖，放在旺火上烧开后，转用文火炖 20 分钟后即可。

紫菜

降低血液黏稠度，有效稳定血糖水平。

·每·日·宜·食·用·量·

每日 15 克为宜。

降糖解析

紫菜富含人体所需的微量元素硒，硒能明显促进细胞对糖的摄取，具有与胰岛素相同的调节糖代谢的生理活性。改善糖、脂肪等物质在血管壁上的沉积，降低血液黏稠度，减少动脉硬化及冠心病、高血压等血管并发症的发病率。

营养小档案

【性味归经】味甘、咸，性寒。归脾经、肺经、膀胱经。

【营养功效】紫菜含胡萝卜素、维生素 B$_1$、维生素 B$_2$、维生素 C、烟酸、钙、磷、铁、碘等。紫菜中的维生素 A 含量极高，常食可保护视力，防止眼睛干涩与疲劳。紫菜富含的维生素 C 具有抗氧化、提高免疫力、防癌、抗癌功效。核糖核酸是维护大脑记忆的主要物质，而紫菜中富含的镁元素就能促进大脑对核糖核酸的吸收。

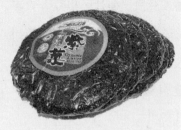

饮食宜忌

不宜多食。消化功能不好、素体脾虚者少食，否则可致腹泻。凡是退色、发红、霉变的紫菜，都不宜食用。

这样吃最降糖

紫菜海米蛋花汤

● 原料 紫菜（干）10 克，虾米 15 克，鸡蛋 50 克，植物油 15 毫升，大葱 5 克，盐 1 克。

做法

❶ 紫菜撕碎，放入汤碗内；把海米用热水浸泡透，捞出；鸡蛋打散，放入碗内；葱洗净，切成葱花。

❷ 炒锅放在火上，倒入植物油烧热，放入葱花炝锅，倒入 700 毫升水，再放入海米烧开，加入精盐，淋入鸡蛋液，待蛋花浮起时，把汤冲入紫菜碗中即可。

紫菜海参汤

● 原料 干紫菜 25 克，海参 50 克，熟火腿 10 克，植物油 25 克，姜 5 克，盐 4 克，鸡汤适量。

做法

❶ 将水发海参切片；熟火腿切成碎末；姜切末；紫菜用清水漂一下。

❷ 将锅置于旺火上，放入植物油烧热，放入姜末煸出香味，锅内倒入鸡汤，投入海参片，烧沸后改用小火炖至海参熟透，加入紫菜继续用小火炖沸，撒入调味品放入熟火腿碎末即可。

海带

促进胰岛素分泌，发挥降糖作用。

·每·日·宜·食·用·量·

每日 150~200 克为宜。

降 糖 解 析

　　海带中含有 60% 的岩藻多糖，是极好的食物纤维，糖尿病患者食用后，能延缓胃排空和食物通过小肠的时间，即使在胰岛素分泌量减少的情况下，血糖含量也不会上升，而达到治疗糖尿病的目的。且海带中的海藻多糖可以阻碍体内神经末梢组织（神经、眼睛）醛糖还原酶的活性，降低由高血糖引起的组织细胞内山梨醇的蓄积，对延缓糖尿病并发症有益。

营 养 小 档 案

【性味归经】味咸，性寒。归胃经、肝经、肾经。

【营养功效】海带不含脂肪与热量，维生素含量也微乎其微，但它却含有丰富的矿物质，如钙、钠、镁、铁、锌等，以及硫胺素、核黄素、硒等营养成分。海带富含膳食纤维，可以促进有毒

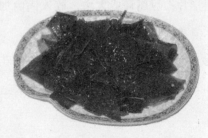

或致癌物质排出体外，保持肠道健康。海带中碘含量极高，对于治疗因缺碘而引起的甲状腺肿大很有帮助。此外海带中的碘元素还可以刺激垂体前叶分泌黄体生成素，促进卵巢滤泡黄体化，从而使雌激素维持正常水平，恢复卵巢的正常机能，改善内分泌失调，预防乳腺增生。

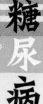

宜忌

海带性凉，脾胃虚寒、腹满便溏者慎食。

海带含碘量高，患有甲亢的人不宜食用。

孕妇和乳母也不宜多食海带，以防碘随血液循环或奶水进入胎儿体内引起甲状腺功能障碍。

这样吃最降糖

海带炖豆腐

原料 海带 100 克，豆腐 200 克，精盐、姜末、葱花、植物油各适量。

做法

❶ 先将海带用温水泡发，洗净切成菱形片；豆腐切成大块，放入锅内加水煮沸，捞出晾凉，切成小方丁。

❷ 炒锅加油烧热，放入姜末、葱花煸香，再放入豆腐、海带，加水适量，烧沸后改用小火，加盐，大约 30 分钟即成。

海带决明汤

原料 决明子 15 克，海带 10 克。

做法

❶ 海带洗净，切丝；决明子放入纱布袋内，制成药袋。

❷ 砂锅内放入海带、药袋，加适量水，小火煎煮至汤成，拿去药袋即可。

香菇

有效降低血糖，改善糖尿病症状。

·每·日·宜·食·用·量·

每日 4 朵为宜。

降糖解析

微量元素硒有与胰岛素相类的调节糖代谢的生理活性，香菇中含有较丰富的硒，能降低血糖、改善糖尿病症状。

香菇富含维生素 C 和 B 族维生素，补足这两种元素，有利于减缓糖尿病并发症的进程，并对糖尿病视网膜病变、肾病都有利。

营养小档案

【性味归经】味甘，性平。归脾经、胃经。

【营养功效】香菇具有高蛋白、低脂肪、多糖、多种氨基酸和多种维生素的营养特点。香菇含有 30 多种酶和 18 种氨基酸，人体必需的 8 种氨基酸中，香菇就含有 7 种。香菇中的核酸物质对胆固醇有溶解作用，还含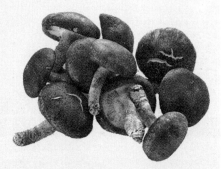有降血脂的胆碱，对高血压、动脉硬化均有一定的辅助治疗效果；香菇含有丰富的 B 族维生素，对预防贫血和各种黏膜皮肤炎症、改善神经功能都有一定的好处。

 宜忌

脾胃寒湿气滞或皮肤瘙痒患者忌食。

这样吃最降糖

香菇木耳焖豆腐

·原料 豆腐 150 克，香菇（鲜）30 克，木耳（水发）30 克，金针菇 15 克，粉丝 20 克，大葱 5 克，姜 3 克，盐 3 克，植物油 15 毫升。

·做法

❶ 将香菇、木耳、金针菇洗净，水浸 3 小时；把豆腐切块。

❷ 起油锅，将豆腐煎香，加清水适

量，并放入香菇、木耳、金针菇，小火焖半小时，再加入粉丝，然后加入姜、盐、大葱调味即可。

红枣香菇汤

· 原料 红枣 3 颗，香菇 250 克，姜片、植物油、料酒、盐、味精各适量。

· 做法

❶ 香菇去蒂，洗净；红枣洗净，去核。

❷ 取一带盖蒸碗，放入香菇、红枣、姜片、盐、味精、料酒、植物油，倒入适量清水，盖上盖，入笼蒸 60 ～ 90 分钟即可。

金针菇

减轻或延缓糖尿病并发症的发生。

· 每 · 日 · 宜 · 食 · 用 · 量 ·

每日 20 ～ 30 克为宜。

降 糖 解 析

金针菇中含有较多的锌，可参与胰岛素的合成与分泌。研究发现，人体缺锌后，血液中胰岛素水平下降，补锌后可增加机体对胰岛素的敏感性，减轻或延缓糖尿病合并症的发生。

营 养 小 档 案

【性味归经】味甘，性平。归肺经、胃经、肾经。

【营养功效】金针菇含有蛋白质、脂肪、糖类、粗纤维，并含有丰富的 β－D 葡聚糖、多糖、多肽、维生素 B_1、维生素 B_2、维生素 B_{12}、维生素 E 等。金针菇含有一种叫朴菇素的物质，这是一种碱性蛋白质，它对癌细胞有明显的抑制作用。金针菇中氨基酸总量占干重

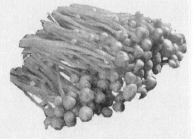

的 20% 左右，其中的赖氨酸特别有利于儿童骨骼生长和智力发育，长期食用金针菇的儿童，不但体重和身高会明显增长，智力、记忆力也会明显增强。

宜忌

金针菇性寒，平时脾胃虚弱、腹泻之人少食。不能和驴肉同食。

金针菇煮不熟会中毒，所以一定要熟食。

这样吃最降糖

金针菇海带汤

·原料 金针菇 30 克，水发海带 50 克，竹笋、胡萝卜、水发香菇各 20 克，姜片、盐、味精、胡椒粉、植物油各适量。

·做法

❶ 金针菇洗净，切段；海带洗净，切丝；香菇、胡萝卜、竹笋分别洗净，切丝。

❷ 取一碗，放入海带、姜片、植物油及适量水，拌匀，上笼蒸 10 分钟左右取出，拣去姜、滗去汁备用。

❸ 锅中倒入适量水烧沸，放入竹笋、香菇、胡萝卜煮 5 分钟左右，加入金针菇、海带煮沸，加盐、味精、胡椒粉调味即成。

凉拌金针菇

·原料 金针菇 500 克，黄瓜 100 克，胡萝卜半根，盐、香油、酱油、味精、醋、芥末油各适量。

·做法

❶ 分别将黄瓜、胡萝卜洗净切成丝；金针菇放到开水中焯一下，马上取出，放凉。

❷ 将黄瓜丝、胡萝卜丝、金针菇加入盐、香油、酱油、味精、醋、芥末油搅拌均匀，放入冰箱冷藏半小时后即可食用。

魔芋

抑制糖类的吸收，有效降低餐后血糖。

·每·日·宜·食·用·量·

每日 80 克为宜。

降 糖 解 析

　　魔芋能延缓葡萄糖的吸收，有效降低餐后血糖，从而减轻胰腺的负担，使糖尿病患者的糖代谢处于良性循环状态，使血糖值保持在一定范围内。魔芋所含的黏液蛋白能减少体内胆固醇的积累，可预防动脉硬化和防治心脑血管疾病。

营 养 小 档 案

　　【性味归经】味甘、辛，性温。归脾经、心经。

　　【营养功效】魔芋干品含葡甘露聚糖，含粗蛋白质，16 种氨基酸，7 种人体必需氨基酸，还含有钙、磷、铁、锌、锰、铬、铜等矿物质。魔芋中的食物纤维在胃肠中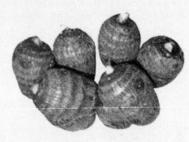吸收水分时，能使胃肠蠕动功能增强，且魔芋的高水分可以软化大便，使肠道润滑，同时它还能包附脂肪和多余的毒素，使这些废物排出体外。它所含的凝胶在肠道中可以附着在肠道黏膜上形成一个防卫屏障，阻挡致癌物质的侵入，起到防癌的作用。

饮食 宜忌

　　生魔芋有毒，必须煮 3 小时以上才可食用；消化不良的人，不宜过多食用；有皮肤病的人少食。魔芋性寒，有伤寒感冒症状的少食。

魔芋鳝片

·原料 魔芋 750 克，鳝鱼片 400 克，干辣椒 5 克，泡红辣椒 20 克，泡子姜 10 克，郫县豆瓣 15 克，老姜 10 克，大蒜 10 克，大葱 20 克，味精 10 克，胡椒粉 5 克，醋 6 毫升，清汤 200 毫升，色拉油 750 毫升，水淀粉 10 克，料酒 25 毫升。

·做法

① 鳝鱼片洗净，血水沥干；魔芋切成 5 厘米长、3 厘米宽的长方片，入沸水氽一下沥干；泡红辣椒剁细；泡子姜切成颗粒；郫县豆瓣剁细；姜切片；蒜切片；葱切马耳形；干辣椒去蒂切节。

② 炒锅置大火上，放入色拉油烧至七成热，下鳝片炒至断生捞出。

③ 锅内留少量油，下豆瓣、泡椒、姜片、蒜片炒出香味，加入清汤、料酒、味精、胡椒、醋、精盐，再加入鳝片、魔芋片、泡姜颗粒，烧至鳝片变软魔芋入味时，勾入水淀粉，然后加葱节起锅，盛入汤盆内，撒上干辣椒节。

④ 另锅注入少量色拉油，用大火烧至七成热，起锅淋于干辣椒节上即可。

绿豆芽

能够帮助糖尿病患者控制餐后血糖快速上升。

·每·日·宜·食·用·量·

每日 30 克为宜。

降 糖 解 析

豆芽中所含的热量较低，水分和膳食纤维含量较高。不管是绿豆芽还是黄豆芽，它们都具有热量低、富含纤维素的特点，食用后能够帮助糖尿病患者控制餐后血糖快速上升。

营养小档案

【性味归经】味甘，性寒。归脾经、大肠经。

【营养功效】豆芽中含有蛋白质、脂肪、糖类、多种维生素、纤维素、胡萝卜素、尼克酸和磷、锌等矿物质。绿豆芽富含膳食纤维，是便秘患者的健康蔬菜，有预防消化道癌症的功效；绿豆芽富含维生素 C，能清除血管壁上的胆固醇和脂肪，防止心血管病变；黄豆芽中的叶绿素能分解人体内的亚硝酸胺，进而起到预防直肠癌等多种消化道恶性肿瘤的作用。

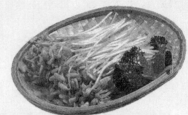

饮食宜忌

豆芽膳食纤维较粗，不易消化，且性质偏寒，所以脾胃虚寒之人不宜久食。

这样吃最降糖

薏米拌绿豆芽

·原料 绿豆芽 250 克，薏米 12 克，葱花、盐、香油、味精、醋各适量。

·做法

① 薏米淘净；绿豆芽洗净，焯熟。

② 取一碗，放入薏米，上笼蒸 40 分钟，待用。

③ 取一盆，放入薏米、绿豆芽，加入葱花、盐、醋、香油、味精，拌匀即成。

炒绿豆芽

·原料 绿豆芽 250 克，植物油、酱油、姜片、葱段、盐、味精各适量。

·做法

① 绿豆芽洗净，沥干。

② 炒锅烧热，放植物油烧热，放姜片、葱段爆香，下绿豆芽、盐、酱油翻炒断生，加味精调味即可。

荸荠

辅助治疗糖尿病。

·每·日·宜·食·用·量·

每日50克为宜。

降 糖 解 析

荸荠质嫩多津，可治疗热病津伤口渴之症，对糖尿病尿多者，有一定的辅助治疗作用。

营 养 小 档 案

【性味归经】味甘，性寒。归胃经、肺经。

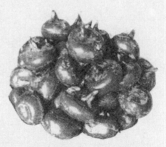

【营养功效】荸荠含有大量的蛋白质、钙、磷、铁、锌、维生素 C 和烟酸等营养物质，还含有抗菌物质荸荠英。荸荠含有一种不耐热的抗菌成分——荸荠英，对金黄色葡萄球菌、大肠杆菌等有一定的抑制作用，对降低血压有一定的效果，还可抑制癌细胞生长。荸荠中的磷能促进人体生长发育和维持正常生理功能，对牙齿、骨骼的发育有促进作用，同时可促进体内糖、脂肪、蛋白质三大物质的代谢，调节酸碱平衡。

饮食宜忌

荸荠属于生冷食物，脾肾虚寒和有血瘀者忌食。

荸荠不宜生吃。因为荸荠生长在泥土中，外皮和内部都有可能附着较多的细菌和寄生虫，所以一定要洗净煮透后方可食用。

这样吃最降糖

荸荠炒肉片

原料 荸荠 150 克，精瘦肉 150 克，花生油 50 毫升，洋葱 30 克，精盐、味精、豆豉各适量。

做法

❶ 荸荠去皮洗净，切成薄片；猪瘦肉切成小薄片；洋葱洗净，切成丝。

❷ 将油置锅内烧至六成热，瘦肉与荸荠同时倒入，用大火翻炒至八分熟，放入洋葱，待洋葱发出独特香味后，即投入盐、味精，豆豉用少许清水泡一会儿即放入锅内，待豆豉水沸透几遍即可。

荸荠荠菜汤

原料 荸荠、荠菜 200 克，水发香菇 100 克，植物油、盐、味精各适量。

做法

❶ 荸荠去皮，洗净，切丁；荠菜洗净，切段；香菇洗净，切丁。

❷ 锅内放入植物油烧热，倒入荸荠、香菇，翻炒片刻，加适量水煮沸，倒入荠菜煮熟，加盐、味精调味即可。

辣椒

提高胰岛素的分泌量，显著降低血糖水平。

·每·日·宜·食·用·量·

每日 50 克为宜。

降糖解析

研究表明，赋予辣椒辣味的辣椒素能提高胰岛素的分泌量，同时负责保护调节葡萄糖代谢的激素，能显著降低血糖水平。

辣椒的番辣椒素外涂可缓解糖尿病末梢神经病变的疼痛症状，改善日常活动，提高其生活质量。

营养小档案

【性味归经】 味辛，性热。归脾经、胃经。

【营养功效】 辣椒的营养十分丰富，含有胡萝卜素、脂肪、辣椒红素、辣椒碱、二氢辣椒碱、挥发油和钙、磷、铁等矿物质，维生素 E 的含量丰富，并含有硫胺素、核黄素、烟酸。辣椒对口腔及胃肠有刺激作用，能增强肠胃蠕动，促进消化液分泌，改善食欲，并能抑制肠内异常发酵。辣椒中的辣椒素能刺激人体前列腺素 E_2 的释放，有利于促进胃黏膜的再生，维持胃肠细胞功能，防治胃溃疡。

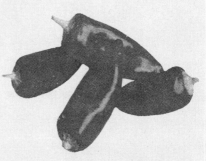

饮食宜忌

辣椒大辛大热，所以牙痛、喉痛等火热病症，或阴虚火旺、咽干口渴烦热之人应慎食。

患食管炎、胃肠炎、胃溃疡以及痔疮等病者，均应少食或忌食辣椒。

这样吃最降糖

生炒辣椒鸡

原料 公鸡 1000 克，青红辣椒 300 克，冬笋 100 克，冬菇 100 克，盐 2 克，味精 3 克，大葱 15 克，酱油 25 毫升，姜 5 克，黄酒 5 毫升，香油 10 毫升，清汤 75 毫升。

做法

❶ 将鸡去掉头、爪、臀尖洗净，片成两半，先用刀拍平，然后剁成约 1 厘米宽、5 厘米长的条；青红辣椒切成宽约 0.5 厘米的条；冬笋切成柳叶

片；水发香菇撕成窄长条。

❷ 将剁好的鸡加酱油 8 毫升抓匀，用九成热油炸至深红色，捞出将油控净，锅内放底油 25 毫升烧热，用葱姜爆锅，加黄酒、酱油、精盐、清汤 75 毫升、鸡条，煨烧。

❸ 待煨烧至九成熟时加辣椒、冬笋、冬菇炒熟，滴上香油翻匀即可。

辣椒炒牛肉

• **原料** 辣椒 300 克，牛肉 150 克，葱花、酱油、料酒、精盐、香油、植物油各适量。

• **做法**

❶ 牛肉洗净，切片，沸水氽熟，备用；辣椒去蒂和籽，洗净，切成片，放入沸水中焯烫后捞出。

❷ 炒锅置火上，倒油烧至五成热，放入葱花略炒，加牛肉片、料酒、酱油、精盐及少许清汤，小火烧透入味，再放入辣椒炒匀，淋上香油即可。

第四节
降糖肉类

牛 肉

提高胰岛素敏感性，改善葡萄糖耐量。

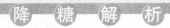

·每·日·宜·食·用·量·

每日宜食80克。

降 糖 解 析

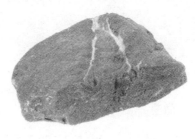

牛肉中含有大量的亚油酸，可以减少油脂在血管内的堆积，降低血管内胆固醇的含量，达到降脂的目的；它富含的锌元素、谷氨酸盐和维生素等物质，能够提高人体免疫功能。此外，牛肉中含有大量的镁元素，能够有效地促进胰岛素的合成，从而改善体内的血糖水平，达到辅助治疗糖尿病的目的。

营养小档案

【性味归经】味甘，性平。归肝经、胃经。

【营养功效】牛肉含蛋白质、脂肪以及维生素 A、B 族维生素、维生素 D、钙、磷、铁等。其中牛肉蛋白质所含的必需氨基酸很多。牛肉中富含肌氨酸、肉毒碱、丙胺酸、亚油酸和维生素 B_{12}，这些营养物质可以促进新陈代谢，增加肌肉力量，修复肌体损伤，从而起到强壮身体的作用；牛肉含有丰富的谷氨酸盐和维生素 B_6。维生素 B_6 能够促进蛋白质的新陈代谢和合成；谷氨酸盐与维生素 B_6 共同作用，能增强人体免疫力。

饮食宜忌

用牛肉与大米煮粥，对脾胃虚弱病症的恢复大有裨益。

牛肉、栗子二者同属温热食品，不宜同食，否则易引起腹胀、消化不良。

这样吃最降糖

辣白菜烧牛肉

· **原料** 牛腩 500 克，辣白菜半棵，土豆 1 个，洋葱半个，青椒 1 个，蒜 4 瓣，姜 4 片，枸杞子少许，酱油、料酒、鸡精各适量。

· **做法**

❶ 牛腩切块，水焯后洗净浮沫；辣白菜切段；土豆、青椒、洋葱分别切块；蒜切片。

❷ 锅内热油，五成热时，下入姜与蒜片爆锅。

❸ 倒入牛肉，煸炒至发干，加入辣白菜、洋葱炒匀，加入料酒、酱油炒匀。

❹ 放入土豆块，加开水没过牛肉，

再烧开后，改小火烧 60 分钟，调入鸡精，加入青椒及枸杞子，青椒断生即可。

葱姜牛肉饭

· **原料** 香米 100 克，牛肉（瘦）30 克，姜 10 克，酱油 2 克，花生油 5 克，小葱 2 克。

· **做法**

❶ 将鲜牛肉洗净并切成细丝；姜切成末，拌入牛肉中，再加入酱油、花生油、葱调匀。

❷ 香米淘洗干净后，用水煮至八成熟，捞出沥干，与牛肉充分搅拌，上笼蒸 1 小时即可。

乌鸡

刺激机体胰岛素的分泌，降低血糖。

·每·日·宜·食·用·量·

每日宜食150克。

降 糖 解 析

乌鸡富含维生素、磷、钾等矿物质，能够刺激机体胰岛素的分泌，提高胰岛素的功能，从而达到降糖、补虚的功效。另外，乌鸡中含有大量抗氧化物质，不仅可以延缓衰老、增加肌肉弹性，还可以有效改善糖尿病和尿毒症等病症。

营 养 小 档 案

【性味归经】味甘，性平。归肝经、肾经、肺经。

【营养功效】乌鸡含有10种氨基酸，其蛋白质、维生素 B_2、烟酸、维生素 E、磷、铁、钾、钠的含量更高，而胆固醇和脂肪的含量则很少。乌鸡含有人体不可缺少的赖氨酸、甲硫氨酸和组氨酸，有相当高的滋

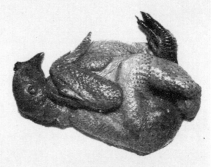

补药用价值，特别是富含拥有极高滋补药用价值的黑色素，黑色素有滋阴、补肾、养血、添精、益肝、退热、补虚作用，能调节人体免疫功能，抗衰老。乌鸡自古享有"药鸡"之称。

饮食宜忌

乌鸡适合体质比较虚弱的人食用，但在烹饪时最好使用砂锅文火慢炖。

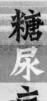

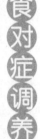
这样炖出的乌鸡营养含量较高，滋补效果更佳。

这样吃最降糖

香菇枸杞煲乌鸡

· **原料** 乌鸡 500 克，香菇 50 克，枸杞子 20 克，花椒 15 粒，葱 3 段，姜 3 片，盐适量。

· **做法**

❶ 乌鸡洗净，切块，控干水分备用；枸杞洗净备用。

❷ 葱切段；姜切片；香菇用水泡发后，过滤泡香菇的水备用；砂锅中倒入足量水，放入乌鸡块，煮沸后，撇去浮沫。

❸ 将泡香菇的水，倒入砂锅，再放入香菇、枸杞子、盐、花椒、葱段和姜片，转小火煲 1.5 小时即可。

莲子白果炖乌鸡

· **原料** 乌鸡 250 克，干白果 15 克，莲子 30 克，盐 5 克。

· **做法**

❶ 将乌鸡宰杀，去毛和内脏，洗净。

❷ 在其腹腔内放入白果、莲子，缝合好，口朝上放砂锅内，加水和盐，炖熟即可。

鸭 肉

对糖尿病合并心脏病患者有一定的保护作用。

·每·日·宜·食·用·量·

每日 60 克为宜。

降 糖 解 析

鸭肉中的脂肪含量很低，且多为不饱和脂肪酸，常食可防治糖尿病性心血管并发症；含有的多种维生素及钾、铁等矿物质成分也有辅助治疗糖尿病的功效。

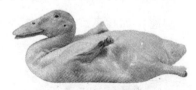

营养小档案

【性味归经】味甘、咸，性寒。归脾经、胃经、肺经、肾经。

【营养功效】鸭肉含蛋白质、脂肪、糖类、钙、磷、铁、硫胺素、核黄素、尼克酸等。鸭肉中 B 族维生素和维生素 E 的含量较其他肉类多，能有效抵抗脚气病、神经炎和多种炎症，还能清除人体内多余的自由基，有效抵抗衰老。纯白鸭肉可清热凉血，妊娠高血压者宜常食；老母鸭肉可生津提神、补虚滋阴、大补元气，对于舌干、唇燥、口腔溃疡等症有很好的食疗作用。

饮食宜忌

受凉引起的不思饮食、腹部疼痛、腹泻清稀、腰痛、痛经等症状的人，暂时不要食用鸭肉，以免加重病情。

这样吃最降糖

芡实炖老鸭

• 原料　老鸭 150 克，芡实 200 克，姜 2 克。

• 做法

❶ 将老鸭宰杀去内脏洗净后，将中药芡实 200 克放进腹腔内，并加姜及清水适量。

❷ 入砂锅，先以大火烧开，再改小火炖 2 小时，待肉酥即可食用。

清蒸山药鸭

• 原料　烤鸭 1500 克，山药 400 克，精盐 3 克，味精 1 克，料酒 10 毫升，大料 2 克，大葱 10 克，姜 5 克，清汤适量。

• 做法

❶ 将烤鸭剁成大小适宜的肉块，按原形排于大汤碗内。

❷ 将山药洗净去皮，切成块后置于

碗中，再加入葱、姜、大料、料酒、盐和适量汤拌匀后，上笼屉蒸透。

❸ 在锅中倒入清汤、山药，并加入

适量精盐、味精调好味后烧沸，浇于烤鸭上即成。

鹌鹑

辅助治疗糖尿病及高血压。

·每·日·宜·食·用·量·

每日宜食60克。

降 糖 解 析

鹌鹑肉是典型的高蛋白、低脂肪、低胆固醇食物，含有丰富的卵磷脂，可抑制血小板凝聚，阻止血栓形成，保护血管壁，阻止动脉硬化。对高血压、动脉硬化、糖尿病、肥胖症及营养不良、体虚乏力、贫血头晕、肾炎水肿等症有一定疗效，特别适合中老年人食用。

营 养 小 档 案

【性味归经】味甘，性平。归脾经、肝经、肾经。

【营养功效】鹌鹑肉营养丰富，含有蛋白质量高达22.2%，还含有多种维生素和矿物质以及卵磷脂、维生素P、激素和多种人体所必需的氨基酸。鹌鹑肉和鹌鹑蛋含有丰富的卵磷脂和脑磷脂，二者是高级神经活动不可缺少的营养物 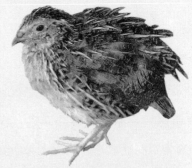 质，所以具有健脑的作用。鹌鹑蛋含有维生素P等成分，常食有防治高血压及动脉硬化之功效，鹌鹑蛋还含有能降血压的芦丁等物质。因此，鹌鹑蛋是心血管病患者的理想滋补品。

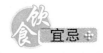

宜忌

传统说法认为猪肉、猪肝忌与鹌鹑肉同食，木耳也不宜与鹌鹑肉同食。

鹌鹑不可与蘑菇同食，尤其不适于大便干燥者，容易引发痔疮。

这样吃最降糖

蒸鹌鹑

● **原料** 鹌鹑肉 500 克，姜 5 克，大葱 8 克，胡椒粉 1 克，盐 1 克，清汤 250 毫升。

● **做法**

❶ 将鹌鹑杀后沥尽血，在 75℃ 左右的热水中浸湿后煺尽毛、洗净，由背部剖开，抠去内脏，斩去爪，冲洗干净，再入沸水焯约 1 分钟捞出待用。

❷ 把鹌鹑放在蒸碗内，注入清汤 250 毫升，用湿绵纸封口，上笼蒸约 30 分钟即可。

❸ 取出鹌鹑，揭去纸，沥出汁，加盐、胡椒粉调好味，再将鹌鹑放在汤碗内，灌入原汁蒸熟即可。

山药煲鹌鹑

● **原料** 鹌鹑肉 150 克，山药 30 克，大葱 5 克，姜 5 克，精盐 1 克。

● **做法**

❶ 先将鹌鹑宰杀，去毛及内脏，洗净切块。

❷ 将山药洗净切片，与鹌鹑肉、葱、生姜一同入锅，加水适量，先用大火煮沸，再转用小火慢炖至鹌鹑肉熟烂，加精盐调味，饮汤吃肉。

TANGNIAOBING YINSHI DUIZHENG TIAOYANG

——专家教你怎样吃缓解糖尿病

兔 肉

有助于降低心脑血管并发症的危险。

·每·日·宜·食·用·量·

每日宜食100克。

降 糖 解 析

兔肉含有的脂肪、胆固醇都比较少，能够有效降低体内血液的黏稠度、降低胆固醇含量，预防高血脂和脑血栓等病症；它含有的多种微量元素，可以降低体内血糖浓度、保护血管壁，是预防糖尿病的上等食物。

营 养 小 档 案

【性味归经】味甘，性寒。归肝经、大肠经。

【营养功效】兔肉含蛋白质、脂肪、卵磷脂、氨基酸、维生素A、烟酸、钙、磷、钠、镁、铁、硒、钾等。兔肉中含有多种维生素和8种人体所必需的氨基酸，含有较多人体最易缺乏的赖氨酸、色氨酸，

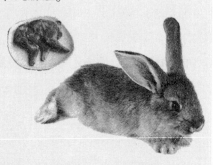

因此，常食兔肉能防止有害物质在体内沉积。兔肉中所含的脂肪和胆固醇低于其他肉类，而且脂肪又多为不饱和脂肪酸，常吃兔肉，可强身健体，但不会增肥，因此它是肥胖患者理想的肉食。女性食之，可保持身体苗条。

饮食宜忌

兔肉不宜与小白菜或姜同食，容易导致腹泻和呕吐。

兔肉不宜与鸭肉同食，容易导致腹泻。有腹痛喜温、四肢怕冷等阳虚症状的女性不宜食用兔肉。

这样吃最降糖

山药百合兔肉汤

原料 山药、百合各 50 克，兔肉 300 克，生姜、盐、料酒、葱、味精各适量。

做法

❶ 先将兔肉洗净，切成小块；山药洗净，去皮，切块；百合洗净备用。

❷ 将兔肉块、山药块、百合放入砂锅，加入适量水及生姜、料酒等调味品，大火烧至汤沸，转用小火炖 1 小时左右，加入少许葱、盐、味精调味即成。

苦瓜兔肉汤

原料 苦瓜 150 克，兔肉 250 克，食盐、味精、淀粉各适量。

做法

❶ 将苦瓜洗净，剖成两半，去瓤，切成片状；兔肉洗净，切成块状，拌以淀粉。

❷ 先将苦瓜放入锅内，加水适量，大火烧沸，煎煮 10 分钟后，加入兔肉、食盐，煮至肉熟，放入味精即成。

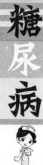

糖尿病

饮食对症调养

——专家教你怎样吃缓解糖尿病

第五节

降糖水产类

黄 鳝

调节糖代谢，有效降低血糖含量。

·每·日·宜·食·用·量·

每日宜食150克。

降 糖 解 析

从鳝鱼中可提取一种"黄鳝素"，从该鱼素中再分离出"黄鳝鱼素 A"和"黄鳝鱼素 B"。这两种物质具有显著的降血糖作用和恢复正常调节血糖生理机能的作用。两者同用时，血糖高的可以降糖，血糖低的可以升糖，实验证明，黄鳝鱼素对高血糖具有显著的类胰岛素降血糖的作用，是治疗糖尿病的有益食物。

营养小档案

【性味归经】味甘，性温。归脾经、肝经、肾经。

【营养功效】100 克鳝鱼含蛋白质 18.8 克，脂肪 0.9 克，钙 38 毫克，磷 150 毫克，铁 1.6 毫克，硫胺素 0.02 毫克，核黄素 0.95 毫克，尼克酸 3.1 毫克。鳝鱼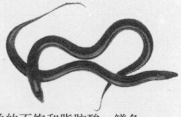
中还含有多种人体必需氨基酸和对人体有益的不饱和脂肪酸。鳝鱼富含 DHA 和卵磷脂，它们是构成人体各器官组织细胞膜的主要成分，而且是脑细胞不可缺少的营养物质，经常食用鳝鱼，记忆力可以大大提高；鳝鱼中维生素 A 的含量非常高，能增进视力，促进皮膜的新陈代谢；常吃鳝鱼有很强的补益功能，对身体虚弱、病后以及产后之人作用更为明显。

 饮食宜忌

黄鳝虽然营养丰富，但也有一些禁忌，患有瘙痒性皮肤症的人不宜食用黄鳝，食用后会加重瘙痒症状。此外，患有支气管哮喘、淋巴结核、红斑狼疮的人，也要尽量少吃，以免病症加重。

这样吃最降糖

山药鳝鱼汤

原料 鳝鱼 1 条，淮山药 300 克，水发香菇 3 朵，葱段、姜片、盐、味精、白砂糖、胡椒粉、料酒、植物油、香菜段各适量。

做法

❶ 鳝鱼处理干净，切段，入沸水加料酒焯透；淮山药去皮，洗净，切块，焯水。

❷ 炒锅放植物油烧热，放淮山药，炸熟。

❸ 锅中留底油烧热，下姜片、葱段爆香，放鳝鱼、香菇，淋上料酒，冲开水，放淮山药，大火烧开，改用小火炖 5 分钟，加盐、胡椒粉、白砂糖、味精调味，撒香菜段即成。

芹菜炒鳝鱼

原料 鳝鱼 150 克，芹菜 100 克，大葱 5 克，大蒜 10 克，姜 5 克，胡椒 2 克，花椒 2 克，豆瓣酱 15 克，植物油 50 毫升，料酒 10 毫升，酱油 10 毫升，醋 5 毫升，肉汤适量。

做法

❶ 将胡椒、花椒炒焦，研成细粉；芹菜斜切丝，焯熟备用；姜、葱、蒜切丝。

❷ 将鳝鱼切成 4 厘米长的斜丝，锅置大火上放入植物油加热后，放入鳝鱼丝，翻炒至半熟时加入料酒、豆瓣酱、姜丝、葱丝翻炒。

❸ 放入酱油、肉汤，然后改小火煨之，待汁将尽时，加入醋翻炒。

❹ 最后放入焯熟的芹菜丝，炒匀后盛在碗里，撒上胡椒粉、花椒粉即成。

泥鳅

降脂、降糖又降压，"三高"患者的调养佳品。

·每·日·宜·食·用·量·

每日宜食 50 克。

降糖解析

泥鳅富含钙、磷、锌、硒等成分，既有助于降低血糖，又可有效遏制或阻断糖尿病酮症酸中毒和非酮症高渗性综合征的发生和发展。其脂肪成分较低，胆固醇更少，属高蛋白、低脂肪食品，适合肥胖型糖尿病患者食用。

营养小档案

【性味归经】味甘，性平。归脾经、肝经。

【营养功效】在每百克泥鳅中，含蛋白质 18.4 克，尤其人体必需氨基酸和赖氨酸的含量更为丰富，另外，还含有脂肪、糖类、钙、磷、铁以及大量的维生素和微量元素。其中维生素 B_1 的含量比鲫鱼、黄鱼、虾高 3~4 倍。泥鳅中含有一种特殊蛋白质，具有促进精子形成的作用，成年男子常食泥鳅有养肾生精、滋补

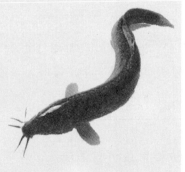

强身之效，对调节性功能有较好的帮助。泥鳅中含有的一种不饱和脂肪酸能够抵抗血管衰老，对老年人特别有益。

 宜忌

泥鳅性平，不适合阴虚体质的人食用，否则可能会加重病情；而泥鳅和豆腐一起烹饪，可以使营养更加丰富，食疗作用更加显著。

这样吃最降糖

泥鳅鱼蓉粥

原料 泥鳅 1250 克，白米 300 克，圆白菜菜粒 10 克，香菜末 3 克，葱花 5 克，色拉油 15 毫升，生抽 4 毫升，精盐 3 克，胡椒粉 1 克。

做法

❶ 白米洗净，用精盐稍腌，将水烧沸后下米，高火煮 12 分钟煮成粥。

❷ 剪去泥鳅的刺及鳍，去掉内脏，洗净，沥干水，放在炒锅内煎香，随即加入 1 大汤碗清水，将泥鳅烩熟。

❸ 取出泥鳅拆肉，鱼骨放回锅内熬汤，熬成的鱼汤倒入粥锅内同煮。

❹ 泥鳅肉用少许熟色拉油、生抽拌匀，粥快煮好时下精盐、胡椒粉调味，放入泥鳅肉，再煮沸即成。

❺ 食用时撒圆白菜菜粒、香菜末和葱花。

泥鳅豆腐汤

原料 泥鳅 250 克，豆腐 350 克，高汤、猪油、干红辣椒、姜末、葱末、蒜片、醋、酱油、盐、味精、料酒各适量。

做法

❶ 泥鳅处理干净，焯水；豆腐洗净，切成方块。

❷ 锅内放入猪油烧热，下入泥鳅，小火煎炸片刻，放入葱末、姜末、蒜片炒匀，加入豆腐块，添入高汤，加入酱油、干红辣椒、盐、料酒、醋，大火烧沸，改用小火炖 30 分钟，放味精调味即可。

金枪鱼

促进胰岛素分泌，维持新陈代谢的正常状态。

·每·日·宜·食·用·量·

每日宜食150克。

降 糖 解 析

金枪鱼肉含有较多的 Ω－3 脂肪酸，可改善胰岛功能，增强人体对糖的分解、利用能力，维持糖代谢的正常状态，是适合糖尿病患者的肉类食品。

营养小档案

【性味归经】味甘、酸，性温。归脾经、肝经。

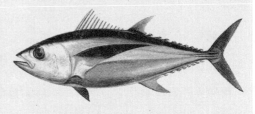

【营养功效】金枪鱼含有蛋白质、脂肪、大量维生素 D、钙、磷和丰富的铁质，鱼背含 EPA，可分解体内有害的胆固醇。金枪鱼中不饱和脂肪酸 DHA 二十二碳六烯酸和 EPA 二十碳五烯酸的含量居各种食物之首。DHA 是人类大脑和中枢神经系统发育必需的营养素。EPA 是金枪鱼所特有的营养物质，可抑制胆固醇增加和防治动脉硬化，对预防和治疗心脑血管疾病有着特殊的作用。

饮食宜忌

肝硬化患者忌食金枪鱼，同时孕妇、哺乳期女性、幼儿和处于生育年龄的女性也不宜食用。

这样吃最降糖

金枪鱼炒蛋

原料 鸡蛋 250 克，金枪鱼 50 克，青椒 15 克，盐 2 克，胡椒粉 1 克。

做法

❶ 自罐头取出金枪鱼沥干；青椒切丁；鸡蛋打散，放入精盐、胡椒粉及金枪鱼、青椒，搅拌均匀。

❷ 罩上微波薄膜或盖子，高火 2 分钟，再从下往上搅拌均匀，罩上微波薄膜或盖子，高火 3 分钟，再度搅拌均匀，高火半分钟即可。

辣白菜金枪鱼汤

原料 辣白菜 500 克，罐装金枪鱼 120 克，洋葱（黄皮）100 克，豆腐 100 克，辣椒（红、尖）25 克，西葫芦 50 克，香菇（鲜）20 克，茼蒿 10 克，大葱 15 克，盐 3 克，辣椒酱 45 克，料酒 15 毫升，酱油 15 毫升，大蒜（白皮）15 克，胡椒粉 2 克。

做法

❶ 辣白菜切成 5 厘米长；用筛子筛出金枪鱼的油；洋葱切成做菜时的形状；大葱切成 4 厘米长；红辣椒切成圆圈状；西葫芦切成弯月状；蘑菇切成 4~5 等份；豆腐切成片状。

❷ 辣椒酱、料酒、酱油、捣好的蒜、食盐、胡椒粉混在一起，做成调料。

❸ 在锅里放入所有原料，加上调好的料和水，煮熟之后，味恰到好处时，熄火即可。

鳕鱼

有效降低血糖，是饮食治疗糖尿病的佳品。

·每·日·宜·食·用·量·

每日宜食 80 克。

降糖解析

鳕鱼中富含的 EPA 和 DHA，可降低糖尿病性脑血管疾病的发病率；其胰腺中含有大量的胰岛素，有较好的降血糖作用，可用于治疗糖尿病。

营养小档案

【性味归经】味甘、酸，性温。归肝经、肠经。

【营养功效】鳕鱼含丰富的蛋白质、维生素 A、维生素 D、钙、镁、硒等营养元素，营养丰富、肉味甘美。鳕鱼富含的多烯脂肪酸具有防治心血管病的功效，而且能抗炎、抗癌、增强免疫功能，对大脑发育，智力和记忆力的增长都有促进作用。

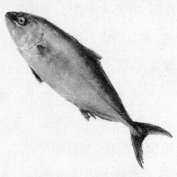

鳕鱼肝含油量很高，对结核杆菌有抑制作用，肝油还可以消炎抗菌，所以用鳕鱼肝油制作的油膏，可以促进伤口愈合。

饮食宜忌

鳕鱼热量较高，食用不要过多；红烧加辣椒调味，更容易引起咽痛、目赤、口舌生疮等上火症状。

这样吃最降糖

鳕鱼汤

原料 鳕鱼 200 克，生牡蛎 40 克，盐 3 克，生姜末 5 克。

做法

❶ 把鳕鱼洗净，去除内脏后切成 5 厘米大小的块；生牡蛎用盐水洗净。

❷ 把葱切成条状，把鳕鱼头和尾放在平锅里，加水煮后入味捞出，在煮鳕鱼的汤里放鳕鱼块和作料，待熟时放入牡蛎，待牡蛎熟后，再加入精盐调味即可。

鲤鱼

调整内分泌代谢，有效防治糖尿病。

·每·日·宜·食·用·量·

每日宜食80克。

降糖解析

糖尿病患者，主要是内分泌代谢发生了紊乱，鲤鱼能调整人体的内分泌代谢，因此鲤鱼对糖尿病有一定的调理作用。

营养小档案

【性味归经】味甘，性平。归脾经、肾经、胃经、胆经。

【营养功效】鲤鱼中含蛋白质、脂肪、糖类、钙、磷、铁，并含有十几种游离氨基酸，另外还含有维生素A、维生素B_1、维生素B_2、维生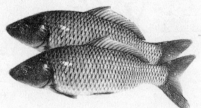素C、组织蛋白酶、肌酸、磷酸肌酸、尼克酸等。鲤鱼肉中大量的氨基乙磺酸，是维持人体眼睛健康、视觉正常的重要物质之一。鲤鱼中钙的含量高且稳定，既有催乳、通乳功效，又能预防骨质疏松。同时，鲤鱼中钾的含量较高，具有利水消肿的良好功效，可用来改善产妇身体浮肿，并可促进产后乳汁分泌。

饮食宜忌

鲤鱼是发物，所以患有恶性肿瘤、支气管哮喘、小儿疳腮、痈疽、荨麻疹等疾病之人均忌食。

忌与绿豆、芋头、牛羊油、猪肝、鸡肉、荆芥、甘草、南瓜、赤小豆和狗肉同食。

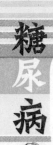
这样吃最降糖

红豆冬瓜鲤鱼汤

• **原料** 鲤鱼1条（约500克），红豆50克，冬瓜100克，料酒、盐、味精、姜片、葱段、胡椒粉、植物油各适量。

• **做法**

① 红豆浸泡一夜，淘净；冬瓜洗净，去皮、瓤，切块；鲤鱼处理干净。

② 炒锅放植物油烧至六成热，下入姜片、葱段爆香，放入鲤鱼略炸，加入冬瓜、红豆、料酒，注入适量清水，大火烧沸，改用小火炖35分钟，加入盐、味精、胡椒粉，搅匀即成。

三文鱼

改善人体胰岛功能，有效防治糖尿病。

·每·日·宜·食·用·量·

每日50克为宜。

降糖解析

三文鱼中含有丰富的不饱和脂肪酸，能有效降低血脂和胆固醇，防治心血管疾病，更是脑部、视网膜及神经系统所必不可少的营养物质，可有效地预防诸如糖尿病等慢性疾病的发生、发展，具有很高的营养价值，享有"水中珍品"的美誉。

营养小档案

【性味归经】味甘，性平。归肝经、肾经。

【营养功效】三文鱼含蛋白质、脂肪、矿物质、钙、磷、铁等，另含多种维生素，其中不饱和脂肪酸在所有鱼类中含量最高。三文鱼所含的

ω−3脂肪酸是脑部、视网膜及神经系统所必不可少的物质，有增强脑功能、防治老年痴呆和预防视力减退的功效。三文鱼对关节炎、乳腺癌等慢性病也有益处，也是美容和减肥的好食物。

三文鱼所含鱼肝油中还富含维生素D等，能促进机体对钙的吸收利用，有助于胎儿和儿童的生长发育。

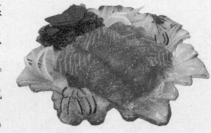

 宜忌

生食三文鱼比较容易感染寄生虫病，因此适当烹煮再食用更有利健康。

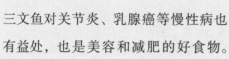

蒸三文鱼

原料 三文鱼肉100克，盐3克，生抽5毫升，葱半棵，蒜1瓣，姜1小块，油适量。

做法

❶ 将三文鱼肉均匀撒上少许盐，腌制30分钟，沥干水。

❷ 姜、蒜切丝，铺到鱼肉上面，水煮开后，把鱼放进锅里大火蒸3分半钟取出，葱洗净切丝，铺到鱼上，均匀滴上适量生抽。

❸ 锅中倒入少量油，等油冒烟后，迅速浇到葱上面即可。

葱香烤三文鱼

原料 三文鱼250克，盐、胡椒适量，大葱1根，油100毫升，料酒30毫升。

做法

❶ 葱切成葱圈；三文鱼解冻切成块备用。

❷ 三文鱼均匀涂上盐和胡椒粉，淋上料酒，腌制30分钟，鱼块刷上油，撒上葱圈，上预热好的烤箱，在180℃温度下烤10分钟，直至鱼肉呈金黄色即可。

鱿鱼

有效降低糖尿病患者各种并发症的产生。

·每·日·宜·食·用·量·

每日宜食30克。

降　糖　解　析

鱿鱼中含有大量的锌，锌是胰岛素合成不可缺少的物质；其中含有的牛磺酸，可刺激机体内胰岛素的分泌，是糖尿病患者的保健食物。

营养小档案

【性味归经】味甘、咸，性凉。归胃经、肾经。

【营养功效】鱿鱼含有大量的优质蛋白质、脂肪、钙、铁等，是珍贵的海味之一。其中磷、钙的含量特别高。另外，鱿鱼中还含有十分丰富的微量元素，如硒、碘、锰、铜等。鱿鱼中含有丰富的钙、磷、铁元素，对骨骼发育和造血十分有益，可预防贫血；鱿鱼可控制血中的胆固醇含量，缓解疲劳，恢复视力，改善肝脏功能。

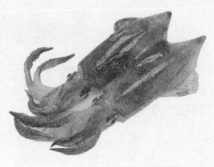

宜忌

鱿鱼要煮熟后再食，因为鲜鱿鱼中有一种多肽成分，若未煮透就食用，会导致肠运动失调。

鱿鱼性寒凉，脾胃虚寒的人应少吃。

TANGNIAOBING YINSHI DUIZHENG TIAOYANG

这样吃最降糖

香菇鱿鱼汤

原料 水发香菇 50 克，水发鱿鱼 100 克，虾仁、肉末各 20 克，冬笋片 30 克，精盐、黄酒、胡椒粉、味精、植物油、湿淀粉、葱末、麻油各适量。

做法

❶ 先将水发鱿鱼洗净切成斜方块，放在开水中焯一下，捞起沥干。

❷ 香菇去蒂，洗净切成片。

❸ 炒锅上火，放入植物油烧热，加葱末、肉末、冬笋片、香菇片煸炒后注入清水，然后加入浸泡过的虾仁及黄酒、精盐，煮开后放入鱿鱼片，片刻后用水淀粉勾芡，加味精、胡椒粉，淋上麻油即成。

牡蛎

增强胰岛素的降血糖作用，有效防治糖尿病。

·每·日·宜·食·用·量·

每日宜食60克。

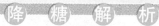

降糖解析

牡蛎的提取物有明显抑制血小板聚集的作用，能降低高血脂患者的血脂含量，有利于胰岛素的分泌和利用，有利于糖尿病的防治；牡蛎中还含有丰富的锌，食用后可增加胰岛素的敏感性，帮助治疗糖尿病。

营养小档案

【性味归经】味甘、咸，性平。归心经、肠经、肝经。

【营养功效】牡蛎肉含蛋白质、脂肪、糖类和 10 种人体必需的氨基酸及谷胱甘肽、维生素 A、维生素 B_1、维生素 B_2、维生素 D、维生素 E

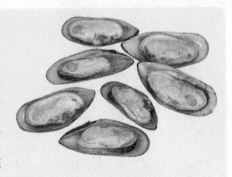

等，另外，还含有多种微量元素，以及钾、钠、钙、镁、铁、锌等。经常食用牡蛎肉，可增加人体细胞内的谷胱甘肽含量，进而起到防癌抗癌作用。牡蛎中黏稠的部分富含牛磺酸，牛磺酸可以促使脂溶性维生素迅速被人体吸收，同时降低胆固醇含量并促进胆汁分泌，起到降血脂、降血压的功效。

饮食宜忌

患有急慢性皮肤病者忌食，脾胃虚寒、滑精、慢性腹泻、便溏者不宜多吃。

这样吃最降糖

丝瓜牡蛎汤

原料 丝瓜 450 克，牡蛎肉 150 克，味精、五香粉、湿淀粉、植物油、料酒、清汤、葱花、姜末、精盐各适量。

做法

❶ 把丝瓜刮皮，洗净，切片；把牡蛎肉入沸水锅中焯 5 分钟，剖成薄片。

❷ 锅上火，油烧到六成热，下牡蛎片煸炒，烹入料酒、清汤，中火煮开，下丝瓜片、葱花、姜末，煮沸，加精盐、味精、五香粉，用湿淀粉勾芡，浇麻油，拌匀即可。

牡蛎黄鱼羹

原料 牡蛎 200 克，黄鱼肉 100 克，鸡蛋 1 个，熟火腿肉末 10 克，葱末、料酒、盐、味精、水淀粉、植物油、高汤各适量。

做法

❶ 牡蛎焯熟去壳；黄鱼肉切方丁；

鸡蛋搅散。

❷ 锅加植物油烧热，下入葱末爆香，放入黄鱼丁略炒，加入高汤、料酒、盐、味精，大火烧沸，改用小火炖煮，待鱼肉熟后，下入水淀粉推匀，淋入蛋液，边淋边用勺推动呈丝状，加入植物油略推，盛出，装入大汤碗内，即得鱼羹。

❸ 锅内留少许汤汁，放入牡蛎肉，大火煮沸，搅开，盛出浇在鱼羹碗中，撒上火腿肉末即可。

蛤蜊

明显促进细胞对糖的摄取，调节血糖水平。

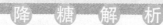

·每·日·宜·食·用·量·

每日宜食20克。

降 糖 解 析

蛤蜊中含有代尔太7－胆固醇和24－亚甲基胆固醇，这两种物质能有效地阻挡胆固醇在肝脏内的合成，并能加快胆固醇从体内排出的速度，从而降低人体内的胆固醇含量，有效地预防和缓解糖尿病症状。

营养小档案

【性味归经】味甘、咸，性平。归肝经。

【营养功效】蛤蜊中含有蛋白质、脂肪、碳水化合物、钙、磷、铁、维生素A、硫胺素、核黄素、尼克酸、碘等营养成分。蛤蜊含有多种矿物元素，能够补充人体所需的多种营养，促进身体生长发育。

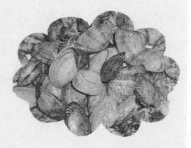

而且，蛤蜊中含有的微量元素能够改善皮肤光泽，补充水分，是爱美的朋友们美容、养颜的好选择。

宜忌

不要食用未熟透的贝类，以免传染上肝炎等疾病。

蛤蜊寒凉，故脾胃虚寒者不宜多吃。

这样吃最降糖

百合山药蛤蜊汤

原料 百合 30 克，玉竹 15 克，山药 50 克，蛤蜊肉 250 克，姜片、猪油、料酒、味精、食盐各适量。

做法

❶ 先将蛤蜊肉用热水浸泡，洗净沙粒，放入蒸碗中，倒取上层清汤至碗中，将蒸碗置沸水锅内隔水蒸 50 分钟。

❷ 将百合、玉竹、山药分别洗、切（山药切片）备用。

❸ 烧热锅，加少量猪油，入姜片、料酒及适量清水，倒入碗中的汤和蛤蜊肉，再放入百合、玉竹、山药，用大火烧沸后，改用小火炖 15 分钟，加味精、精盐调味即成。

茼蒿烧蛤蜊

原料 茼蒿 200 克，蛤蜊 250 克，高汤、粉丝、蒜、盐、鸡精、料酒各适量。

做法

❶ 蛤蜊浸泡，洗净（外面买的干的蛤蜊，身上全是盐，需要在水中浸泡，如果能买到新鲜蛤蜊，可以先在沸水中煮至五成熟去壳取肉）；茼蒿切段。

❷ 锅里留少许油，先将蒜末煸香，放入蛤蜊淋些料酒，略加爆炒后放入茼蒿，翻炒，加少许高汤，加入粉丝，小火烧 2 分钟。

❸ 加盐、鸡精调味即可出锅。

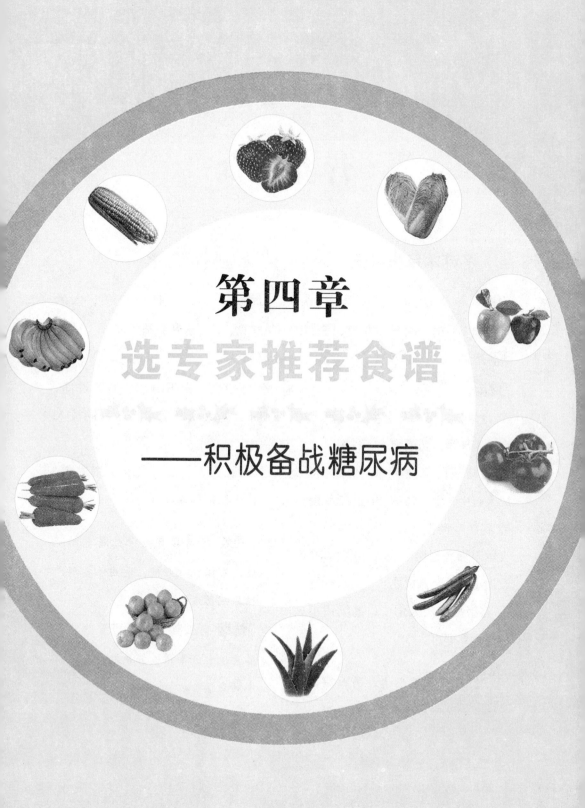

第四章
选专家推荐食谱

——积极备战糖尿病

第一节

营养主食

营养主食 冬菇木耳瘦肉粥

原料 冬菇 20 克，黑木耳 20 克，猪瘦肉 50 克，粳米 100 克，酱油、盐各适量。

做法

❶ 将冬菇、黑木耳分别放入清水中泡发、洗净，切成细丝，备用。

❷ 将猪瘦肉清洗干净，切成细丝，放入碗中，倒入酱油、盐腌制片刻。

❸ 将粳米淘洗干净，放入锅中用大火熬至沸腾，然后加入冬菇、木耳，改用小火熬至八成熟。

❹ 将猪瘦肉放入粥中，继续用小火熬至粥熟即可。

功效 糖尿病患者、高血脂患者、动脉粥样硬化患者宜食用。

营养主食 山药南瓜粥

原料 山药、南瓜各 30 克，大米 100 克，盐、味精各适量。

做法

❶ 将山药、南瓜分别去皮，洗净，切丁，与大米和适量清水一同放入锅中。

❷ 锅置火上，大火熬煮至粥黏稠，加盐、味精调味即可。

功效 本品具有补中止渴之功效，可以降低血糖，适用于各型糖尿病患者。

注意 南瓜性温，体弱胃热炽盛者少食；南瓜性偏壅滞，气滞中满者慎食。

田螺菠菜粥

原料 糯米 200 克，田螺 350 克，菠菜 100 克，精盐 1 克，醋 2 克。

做法

❶ 将糯米洗净，泡透；田螺洗净，下入清水锅中，加入醋烧开，余熟捞出，去壳取田螺肉备用；菠菜择洗干净，沥去水，切碎。

❷ 锅内放入清水，下入糯米烧开，煮至熟烂。

❸ 下入菠菜、田螺肉烧开，煮熟，加精盐搅匀，出锅装碗即成。

> **功效** 此粥具有清热利水、生津止渴的功效，适宜于各型糖尿病患者食用。

杞子燕麦粥

原料 枸杞子 15 克，燕麦仁 100 克，大米、小米各 50 克。

做法

❶ 燕麦仁、大米、小米分别淘洗干净。

❷ 锅内放入清水，下入燕麦仁烧开，煮至五成熟，下入大米搅匀、烧开，煮至微熟。

❸ 下入小米搅匀、烧开，煮至熟烂，下入枸杞子搅匀，煮至粥汁稠浓，出锅装碗即成。

> **功效** 此粥可补肾和血、清热解毒、降脂降糖，适宜于高脂血症合并糖尿病的患者食用。

百合糯米粥

原料 葛根 10 克，糯米 100 克，百合瓣 30 克。

做法

❶ 糯米淘洗干净；百合瓣洗净；葛根加适量水，煎煮 30 分钟，捞去葛根，放入淘洗干净的糯米及百合瓣。

❷ 大火烧沸后改小火熬煮，待百合瓣和糯米熟烂即可。

> **功效** 本品具有润肺和胃、宁心安神、清热止渴之功效，适用于各型糖尿病患者。

芪汁蜇丝凉拌面

原料 黄芪 20 克，玉米面条 200 克，水发海带、水发海蜇皮、黄瓜各 750 克，米醋 8 克，蒜丝 10 克，精盐、味精各 2 克，熟玉米油 10 克。

● 做法

❶ 黄瓜、海带、海蜇皮均切成丝；海蜇丝下入盛有开水的容器内浸泡 20 分钟左右捞出，投凉捞出，沥去水。

❷ 锅内放入清水 600 克，下入黄芪用大火烧开，改用小火煎煮 20 分钟左右，下入海带丝焯熟捞出，投凉沥去水，下入玉米面条煮熟捞出，投凉，沥去水，放入盘内。

❸ 海蜇皮丝、黄瓜丝、海带丝均放在玉米面条上，再放入蒜丝及所有调料（包括熟玉米油）拌匀即成。

功效 此款主食可升提中气、清热解毒、生津止渴，适宜于上下消型糖尿病，症状表现为口渴多饮、小便频数、口干、舌红、腰膝酸软的患者食用。

翡白水饺

原料 菠菜、韭菜各 100 克，豆腐 100 克，菱角粉 50 克，面粉 200 克，姜末、精盐、鸡精、醋、芝麻油、花生油各适量。

● 做法

❶ 先将菠菜、韭菜、豆腐洗净，沥净水，三料切成末，加入花生油、精盐、鸡精拌成馅备用。

❷ 取菱角粉放进和面盆，加进 150 克面粉，用菠菜汁和成面坯稍放醒面；待面醒后揉搓成细长条，并下 30 个左右的水饺剂，撒上面扑、按扁剂子，逐个擀成中间略厚、边沿稍薄的饺子皮，逐个包上馅，并将其捏成水饺摆在盖垫上待用。

❸ 取煮锅加水 1000 毫升置于旺火上煮沸，水沸后逐个下入水饺，并用汤勺迅速推开，加 2 次凉水（打水）待饺子全部浮起煮熟停火，盛在汤盘中，另取小碟倒进醋、芝麻油、姜末佐餐便可食用。

功效 降脂减肥。适用于各型糖尿病及高血压病、高脂血症、肥胖等。

猪肝菠菜饺

原料 面粉 225 克，鲜猪肝 100 克，菠菜 125 克，葱末、姜末各 5 克，料酒 15 克，精盐 3 克，味精 2 克，清汤 1000 克，香油 5 克，醋 2 克，菟丝子 15 克，葱段、姜片各 10 克。

做法

① 面粉内加入少量温水和匀成面团，醒透；菠菜、猪肝分别剁成末；余下的菠菜切成段。

② 猪肝末放入容器内，加入醋、料酒、精盐、味精、香油搅匀，再加入菠菜末拌匀成馅；面团搓成条，揪成均匀的剂子，按扁，擀成圆饼皮，放上馅，捏成饺子生坯。

③ 锅内汤汁烧开，下入饺子生坯，余下的料酒和精盐烧开，煮至微熟，下入菠菜段烧开，煮至熟透，加入余下的味精，出锅装碗即成。

功效 此款主食可滋补肝肾、降低血糖、除烦止渴，适宜于肝肾阴虚的糖尿病患者食用。

注意 菠菜末要先装入纱布口袋内，挤去水分再用。

蛤蜊馄饨

原料 蛤蜊 250 克，韭菜 50 克，虾皮 20 克，水发紫菜 5 克，薏米粉 50 克，面粉 200 克，姜末 5 克，精盐 1.5 克，味精 2 克，醋、芝麻油各 3 毫升，酱油、花生油、红葡萄酒各 5 毫升。

做法

① 将蛤蜊、韭菜、虾皮、紫菜洗净，先将蛤蜊剁成肉泥放进调馅盆内，加入红葡萄酒、姜末、花生油和精盐搅拌均匀稍煨，再将韭菜切成末（留 5 克备用）放进馅盆，拌匀待用；另将虾皮、紫菜洗净控干水放进大汤碗，加进 5 克韭菜末和醋、味精、酱油、芝麻油备用。

② 将薏米粉放进和面盆，加进面粉，和成面坯稍放醒面，面醒好后揉匀擀、切成馄饨皮，逐个包成馄饨待用。

③ 取煮锅加水，用旺火煮沸，下入馄饨煮熟，将馄饨连汤一齐盛入作料碗中即可食用。

功效 适用于各型糖尿病，以及气虚盗汗和高血糖后的低血糖反应等。

薏米馒头

原料 薏米粉、茯苓粉各 80 克，面粉 600 克，发酵粉 10 克。

做法

❶ 先将薏米粉、茯苓粉、面粉一起放进和面盆拌均匀，再用适量温水溶化发酵粉，并将其倒进盛面的面盆（可适当加水），和成面坯稍放待发酵，将发酵面坯撒上干面扑揉匀，下 20 个面剂并揉成馒头待用。

❷ 取蒸笼屉，铺上湿屉布，摆上馒头，盖上笼屉帽，再将笼屉放在蒸锅上，锅内加水，置于旺火上蒸 25 分钟下笼，取出馒头码在盘中即可食用。

功效 本方具有祛湿渗水，健脾和胃，改善心、肺等血液循环，增强免疫力功能。适用于各型糖尿病和伴有心、肺、肾病及水肿等患者。

降糖花卷

原料 面粉 500 克，香甜泡打粉 12 克，玉米油 20 克。

做法

❶ 面粉内加入香甜泡打粉拌匀，加水和匀成面团，醒 10 分钟，按扁，擀成大薄片，刷上玉米油，从一端卷起成面卷，再切成均匀的剂子。

❷ 取一面剂，用刀在上面横剖一字刀，用双手捏住面剂的两端，上下缠绕成花卷生坯；全部制好后，摆在刷玉米油的蒸笼上，入蒸锅用大火蒸约 15 分钟，至熟透取出，装盘即成。

功效 此款主食具有升提中气、生津止渴的功效。适宜于上下消型糖尿病，症状表现为口渴多饮、小便频数、尿如膏脂的患者食用。

第二节

美味菜品

美味菜品 金菇豆芽

原料 金针菇、黄豆芽、干冻粉各50克，白芷粉2克，香菜、盐、味精、醋、香油适量。

做法

① 金针菇、黄豆芽、香菜分别洗净，将金针菇、黄豆芽用沸水焯烫片刻，捞出用凉开水过凉，沥水切段；香菜也切成小段备用。

② 将干冻粉用凉开水泡发，切成3厘米长段，与黄豆芽、金针菇一起放入盆中，加入白芷粉、香菜、盐、味精、醋、香油拌匀即可。

功效 降糖降脂，适合糖尿病患者食用。

美味菜品 海带黄豆

原料 海带150克，黄豆25克，香油、盐、味精各适量。

做法

① 黄豆洗净，浸泡2~4小时，用小火煮熟，备用。

② 海带洗净，放入沸水锅中煮熟捞出后切成小块，同黄豆一起搅拌均匀，加入香油、盐、味精调味即可。

功效 利尿清热、降血压，适合糖尿病合并高血压患者食用。

美味菜品 薏米拌绿芽

原料 薏米12克，绿豆芽250克，香葱段、麻油、盐、味精、醋各适量。

做法

❶ 将薏米洗净，放入碗中，置蒸笼内蒸40分钟；绿豆芽洗净，放入沸水锅内焯熟，捞出，沥干水分。

❷ 将薏米、绿豆芽一同放入盆内，加入醋、盐、香葱段、麻油、味精拌匀即可。

功效 本品具有清热解毒、生津止渴之功效，适用于各型糖尿病患者，尤以夏日食用最佳。

注意 绿豆芽膳食纤维较粗，不易消化，且性质偏寒，所以脾胃虚寒之人不宜久食。

番茄炒鸡蛋

原料 番茄250克，鸡蛋60克，植物油、葱花、盐、白糖各适量。

做法

❶ 鸡蛋打散，入油锅炒熟备用。

❷ 番茄洗净，切块备用。

❸ 待锅内油热后，爆香葱花，加入番茄炒片刻，加入鸡蛋、盐、白糖即可。

功效 本品营养丰富，具有健美、抗衰老的作用。番茄有生津止渴、健胃消食、凉血平肝、清热解毒、降低血压之功效，对高血压、糖尿病兼肾病患者有良好的辅助治疗作用。

海带豆腐

原料 海带150克，豆腐50克，植物油、盐、味精、大料、姜丝、葱花各适量。

做法

❶ 把海带洗净，切片；豆腐洗净，切块。

❷ 锅内加入油烧热，放入大料、姜丝，炒出香味。

❸ 加入海带、豆腐、水、盐、味精，大火炖熟，撒上葱花即可。

功效 本品滑润鲜香，油而不腻。豆腐可以补中益气、和中润燥、清热解毒，海带含有多种营养成分，可以控制血糖而不缺碘，适合糖尿病患者食用。

美味菜品 双茄片

· 原料 番茄 60 克，茄子 160 克，植物油、葱末、姜末、蒜末、盐、味精各适量。

· 做法

❶ 茄子洗净，去皮，切成片备用。

❷ 番茄洗净，切片备用。

❸ 锅内加入底油，烧热后放入葱末、姜末、蒜末、茄片炒片刻，再加入番茄、盐、味精，翻炒几下，即可出锅。

· 功效 有散瘀消肿、祛风通络等功效，适合糖尿病患者食用。

美味菜品 小炒二冬

· 原料 冬瓜 300 克，水发冬菇 100 克，精盐、味精、黄酒、麻油、湿淀粉、葱花、生姜末、植物油、清汤各适量。

· 做法

❶ 将冬瓜去皮、瓤，洗净，切成小块；水发冬菇剖成薄片，放入沸水锅中焯一下，待用。

❷ 锅置火上，加植物油，大火烧至六成热，加葱花、生姜末，煸炒出香，下入冬瓜块，翻炒片刻，加冬菇薄片及清汤，继续炒至冬瓜熟软，加精盐、味精、黄酒，用湿淀粉勾薄芡，淋上麻油即成。

· 功效 益气消渴，补虚降糖，降血压。适用于胃燥津伤型糖尿病，对伴发高血压病者尤为适宜。

美味菜品 蒜醋鲤鱼

· 原料 鲤鱼 500 克，糖、酱油、黄酒各适量，蒜 25 克，姜、韭菜、醋各适量。

· 做法

鲤鱼洗净，切块，入油锅煎黄，加入酱油少许，糖、黄酒适量，加水煨炖至熟，收汁后，盛平盘，上撒姜、蒜、韭菜，浇醋即可。

· 功效 适用于体虚久咳、气喘、胸满不舒、糖尿病、肾病的患者食用。

火腿冬瓜

原料 火腿 20 克，冬瓜 200 克，植物油、盐、葱、姜、味精、高汤各适量。

做法

❶ 将火腿蒸熟，切片备用。

❷ 冬瓜洗净，去皮，切片备用。

❸ 锅置火上，放油烧热后，爆香葱、姜，加入高汤，再入火腿片、冬瓜片、盐、味精，一同烧熟即可。

功效 本品美味可口，各种营养成分易被人体吸收，具有健脾开胃、调理全身、养胃生津、益肾壮阳等作用。

注意 冬瓜忌与鲫鱼、滋补药同食。

百合炖鳗鱼

原料 百合、山药各 30 克，鳗鱼 250 克，盐、味精、葱花各适量。

做法

❶ 将鳗鱼宰杀，去除肠脏，清洗干净，晾干备用；山药去皮，洗净，切块；百合洗净。

❷ 将鳗鱼与山药、百合同放入瓦锅内，加适量清水，隔水炖熟，加盐、味精、葱花调味即可。

功效 本品有滋肾润肺、清心安神之功效。适用于糖尿病肺肾阴虚有口舌干燥、咳嗽等症状者。

注意 鳗鱼忌与醋、白果同食。

清炒虾仁

原料 虾仁 100 克，黄瓜 150 克，竹笋 50 克，植物油、盐、味精各适量。

做法

❶ 把虾仁洗净，沥干水分备用。

❷ 黄瓜洗净，切成片；竹笋去皮，洗净，切成片状。

❸ 锅置火上，倒油烧热后下虾仁翻炒片刻，加入黄瓜片、竹笋片、盐、味精即可出锅。

功效 本品营养丰富，可降低血液中胆固醇的含量，是适于糖尿病患者的中热量菜品。

冬韭炒牡蛎

原料 麦门冬20克，鲜韭菜、菠菜根各30克，鲜牡蛎肉100克，姜丝3克，精盐1克，花生油5毫升。

做法

❶ 先将麦门冬煎汁（约10毫升）待用；再将菜和牡蛎肉洗净，沥净水分；韭菜切5厘米段稍放；菠菜根切斜丝，用沸水焯烫；牡蛎肉也用沸水分别焯烫，均沥净水分单放备用。

❷ 取炒锅置旺火上加入花生油，油热放进姜丝、牡蛎肉煎汁和精盐略煨，加进菠菜根丝和韭菜炒熟，盛盘即可食用。

功效 调节胰岛素和血糖、血脂水平。适用于各型糖尿病。

青椒爆炒牛肉

原料 黄瓜1根，青椒3个，牛肉300克，花生油、蚝油、盐、酱油、葱花、姜片各适量。

做法

❶ 将牛肉清洗干净，沥干水分后切成片，盛入碗中，加盐、酱油、蚝油、花生油腌制片刻。

❷ 将黄瓜、青椒分别清洗干净，黄瓜切成条，青椒切块。

❸ 在油锅中加适量花生油，烧热后放入葱花、姜片爆香，然后将青椒、黄瓜放入锅中爆炒，再放牛肉片、盐快速翻炒至熟即可。

功效 两者搭配不仅可以补充人体所需营养，还可以降脂、降血糖，十分适合糖尿病、高血脂、高血压患者食用。

干烧鳝鱼丝

原料 鳝鱼肉150克，芹菜茎40克，豆瓣酱、酱油、蒜、料酒、花生油、醋、生姜、花椒、胡椒各适量。

做法

❶ 将鳝鱼肉切成细丝。

❷ 将油烧热后放入鳝鱼丝，炒至半熟时，加料酒、豆瓣酱、姜片、蒜丝，翻炒几下，放酱油、肉汤，用慢火煮至汤汁快干时，再加醋翻炒几

糖尿病

饮食对症调养

专家教你怎样吃缓解糖尿病

下，盛入盘中，撒上炒焦的花椒粉及胡椒粉即可。

功效 补益健脾，散风通络，适用于各种类型糖尿病。

杞豆炖鱼头

原料 枸杞子30克，白扁豆30克，豆腐250克，1只鲤鱼头，清汤或鸡汤800毫升，葱花、姜末等调料品各适量。

做法

❶ 将枸杞子、白扁豆分别择洗干净，并用温水浸泡1小时。

❷ 鲤鱼头去鳃洗净，放入碗中，抹入适量的酱油、料酒和精盐，腌30分钟后用清水冲洗一下，移入大蒸碗内。

❸ 放入切成小块的豆腐、葱花、姜末，并将浸泡的枸杞子、白扁豆分散放入蒸碗内，加入清汤或鸡汤800毫升，入笼置火上蒸30分钟，待鱼头、白扁豆熟烂即取出，撒入少许味精调

味即成。佐餐当菜，随意服食。吃鱼头、豆腐，嚼食枸杞子、白扁豆。

功效 滋补肝肾，健脾益胃，止渴降糖。适用于各类型糖尿病患者，对中老年阴阳两虚、胃燥津伤型糖尿病患者尤为适宜。

仙芹兔丁

原料 仙人掌50克，芹菜150克，兔肉500克，醋等调味品适量。

做法

❶ 仙人掌去刺，选新鲜嫩芹菜洗净，一同放沸水中焯一二沸，捞出仙人掌切丝；芹菜切段。

❷ 将兔肉蒸熟，切成丁，与仙人掌丝和芹菜段混合，加醋等调味品即成。

功效 清肝泻火，滋阴凉血，散瘀明目。适用于糖尿病性视网膜病变属肝火偏旺型患者食用。

194

第三节
滋补汤羹

 蚌肉口蘑汤

原料 净蚌肉 125 克，口蘑、菠菜各 35 克，葱段、姜片各 10 克，料酒 10 克，醋 2 克，精盐、鸡精各 3 克，胡椒粉 0.5 克，清汤 600 克，香油 2 克。

做法

❶ 将蚌肉洗净，沥去水；口蘑洗净，切成片；菠菜择洗干净，沥去水，切成 3 厘米长的段。

❷ 锅内放入适量清水烧开，下入蚌肉，加入醋烧开，氽透捞出；另在锅内放入清汤，下入葱段、姜片烧开，煎煮 5 分钟，下入口蘑片烧开，煮至熟透，拣出葱、姜不用。

❸ 下入菠菜段，加入料酒、精盐烧开，下入蚌肉烧开，加鸡精、胡椒粉，淋入香油，出锅装碗即成。

功效 此菜具有滋阴润燥、除烦止渴、降低血糖的功效，对糖尿病阴虚燥热者有较好的食疗改善作用。

注意 蚌肉要用大火氽至断生立即捞出，氽制时间过长，会使蚌肉失去鲜嫩的口感。

三冬煲豆腐

原料 麦冬 15 克，冬瓜、豆腐各 100 克，冬菇 50 克，姜片、味精各 3 克，精盐 1 克，芝麻油 5 毫升。

做法

❶ 先将各菜洗净，麦冬煎煮取汁 30 毫升倒进煲锅待用；再将冬瓜削去外皮，切 3 厘米长块；豆腐与冬菇切成同样的块一并放进煲锅。

❷ 加上姜片、精盐和 500 毫升水，用慢火煲熟，加入味精和芝麻油，盛进汤碗便可食用。

功效 全方配伍可促进血循环，提高胰岛细胞功能和糖耐量，并能降血脂减肥等。适用于各型糖尿病及肥胖、糖耐量减低等症的患者食用。

注意 应注意煲汤时汤汁不可外溢。

滋补汤膳 鲜鱼生菜汤

原料 草鱼 150 克，生菜 100 克，高汤 500 克，鸡精、盐各适量。

做法

❶ 将生菜清洗干净，铺在汤碗底部，备用。

❷ 将草鱼肉清洗干净，沥干水分后用刀将鱼肉切成薄片，然后整齐地码在生菜上。

❸ 在锅中倒入高汤，用大火烧沸，根据个人口味调入盐、鸡精，然后迅速倒入汤碗即可。

功效 降血糖、降胆固醇，是滋补佳品。糖尿病患者、高血压患者、高血脂患者、高胆固醇患者都可以食用。

滋补汤膳 银耳赤豆汤

原料 银耳 50 克，赤小豆 100 克。

做法

银耳泡发后撕成小朵；赤小豆先隔夜泡好，然后一起加水煮至熟烂。

功效 益气和血，利尿清热，降糖。适用于糖尿病、糖尿病肾病（湿热型）、糖尿病合并尿路感染。

滋补汤膳 鳝鱼汤

原料 鳝鱼 2 条，北沙参、百合各 10 克，盐、味精、生姜少许。

做法

❶ 将鳝鱼头钉住，剖腹刮去脊骨洗净，切成小段。

❷ 放入锅内，加生姜，武火烧开，

加入北沙参、百合，改用文火煮半小时后加入味精和盐调味即成。

·功效 润肺清热。适用于阴虚火旺型糖尿病并发肺结核者。

滋补汤羹 金须猪胰汤

·原料 玉米须 30 克，猪胰 1 个，盐、味精、葱花各适量。

·做法

❶ 将猪胰洗净，切成小块；玉米须洗净备用。

❷ 将猪胰与玉米须同入砂锅中，加适量清水炖煮，待猪胰熟烂后，加入盐、味精、葱花调味即可。

·功效 本品具有滋阴、润燥、止渴之功效。适用于各种类型的糖尿病患者。

·注意 脾胃虚弱及湿痰者不宜食用。

滋补汤羹 薏米海带汤

·原料 海带 30 克，薏米 30 克，鸡蛋 3 个，精盐 3 克，菜油 25 毫升，味精 2 克，胡椒粉 2 克。

·做法

❶ 将海带洗净，切成条状；薏米洗净，都放入砂锅，加水炖烂；鸡蛋磕入汤碗，打搅拌匀。

❷ 炒锅置旺火上，放入菜油烧至八成热，将鸡蛋浆放入炒熟，再将海带、薏米连汤倒入锅内，加精盐、胡椒粉，煮沸放味精即成。

·功效 防治动脉硬化，降压，降血糖。适用于高血压、冠心病、风湿性心脏病、糖尿病患者食用。

滋补汤羹 双耳汤

·原料 干白木耳、干黑木耳各 10 克，葱丝、盐、味精各适量。

·做法

❶ 将干白木耳、干黑木耳分别泡发，洗净，撕成小朵，备用。

❷ 砂锅置火上，放入白木耳、黑木耳、葱丝和适量水大火煮沸，再转小火煮 5 分钟，加盐、味精调味即可。

功效 本品可滋阴润肺，补肾健脑，适宜于糖尿病眼底出血患者食用。

蘑菇冬瓜汤

·**原料** 鲜蘑菇 100 克，冬瓜、粉丝各 50 克，葱花、姜末、盐、味精、素鲜汤各适量。

·**做法**

❶ 将蘑菇去根，洗净，切片；冬瓜去皮，切片。

❷ 锅内放素鲜汤，烧沸后下入冬瓜片、葱花、姜末，再沸后加粉丝、蘑菇，煮熟后再加盐、味精调味即可。

·**功效** 本品可清热利水，补益肠胃，适合肠胃不好的糖尿病患者饮用。

银耳山药羹

·**原料** 银耳 50 克，山药 2 克，淀粉适量。

·**做法**

❶ 将山药清洗干净、去皮，切成小块；银耳泡发后清洗干净，切碎备用。

❷ 在锅中添适量水，放入山药、银耳，先用大火煮至沸腾，然后用文火慢慢熬至熟，用淀粉勾芡，再煮 2 分钟即可。

·**功效** 净化血液、促进消化，降低血糖含量。糖尿病患者、高血脂患者皆可食用。

赤银蒸羹

·**原料** 空心菜 100 克，水发银耳 50 克，冻粉（琼脂）5 克，菊糖 0.2 克，芝麻油 3 毫升。

·**做法**

❶ 先将冻粉洗净，用 80℃ 的水约 100 毫升烊化（溶化）待用。

❷ 再将空心菜和银耳洗净，银耳剁成碎末，空心菜榨汁，另取一汤碗倒进菜汁，并放入溶化冻粉，加进银耳末、菊糖和芝麻油搅匀，放进蒸锅蒸熟便可食用。

功效 全方配伍可增强机体免疫力，改善或调节胰岛B细胞功能，提高糖耐量等。适用于各型糖尿病患者食疗作早餐用。

无花果银耳羹

原料 无花果5枚，银耳10克。

做法

① 无花果每枚切成4小块，银耳泡发撕成小朵。

② 一同加水煮成糊状即可食用。

功效 健脾益胃，润肺保肝，降压降糖，抗癌抗凝。适用于糖尿病、高血压、高脂血症、肿瘤、脑血栓、慢性支气管炎、慢性胃炎、慢性肝病。

人参鲜奶羹

原料 人参粉10克，冻粉（琼脂）5克，鲜牛奶200毫升，菊糖0.1克。

做法

① 取煮锅加进牛奶，置小火上慢煮。

② 加进人参粉、凉粉、菊糖，边煮边搅至开沸成汤即停火，倒入汤碗食用。

功效 适用于糖尿病急性低血糖昏迷、休克等症。

麦片银耳杞子羹

原料 大麦片50克，银耳10克，枸杞子10克。

做法

银耳先泡发后撕成小朵，与麦片一起加水煮熟烂，加入枸杞子调匀稍煮即可。也可加入生甘草3克同煮，则味稍甜。

功效 健脾和胃，滋补肝肾，降糖降脂。适用于糖尿病、肿瘤、胃或十二指肠球部溃疡、慢性肝炎。

银耳山药薏米羹

原料 银耳50克，山药100克，薏米25克。

做法

　　银耳泡发撕成小朵，山药切成小片，薏米加水泡软，三物入锅加水，常法煮成糊状，稍作调味。

功效 益气健脾，和胃生津，降糖，抗癌，保肝。适用于糖尿病、高脂血症、肿瘤、病毒性肝炎、胃溃疡、白细胞减少等症。

第四节

可口饮品

苦瓜茶

·原料 新鲜苦瓜 1 个，茶叶 50 克。

·做法

❶ 将鲜苦瓜在上 1/3 处截断，去瓤，纳入茶叶后，用竹签插合，并以细线扎紧，挂通风处阴干。

❷ 苦瓜干后，外部用洁净纱布以温开水擦净，连同茶叶切碎，混合均匀。

❸ 每次取 10 克，放入有盖杯中，用沸水冲泡，加盖，30 分钟后即可饮用。

·功效 清热利尿，明目减肥，降血糖。适用于各类糖尿病，对青少年、中老年糖尿病合并肥胖症、视网膜病变、皮肤症者也有很好的疗效。

玉米须茶

·原料 玉米须 50 克。

·做法

❶ 将采收的新鲜玉米须，放入清水中漂洗干净。

❷ 将洗净的玉米须晒干或烘干，切碎，装入洁净纱布袋，扎口，放入大茶杯中，用沸水冲泡，加盖，闷 15 分钟即可饮用。

·功效 解毒泄热，平肝降压，降血糖。适用于各类糖尿病，对中老年糖尿病并发高血压病者尤为适宜。

人参玉竹茶

·原料 生晒参 1 克，玉竹 15 克，麦门冬 15 克。

做法

❶ 将生晒参洗净，晒干或烘干，研成极细末；将玉竹、麦门冬分别洗净，晒干或烘干，共研成细末。

❷ 与人参粉混合均匀，一分为二，装入绵纸袋中，挂线封口备用。用时取适量冲泡饮用。

·功效 滋阴益胃，生津止渴，降血糖。适用于阴阳两虚型糖尿病。对中老年长期劳损过甚、形体羸瘦者尤为适宜。

桑葚茉莉饮

·原料 桑葚、百合各20克，茉莉花5克。

·做法

将桑葚、百合浓煎候滚，倒入盛有茉莉花之容器中，加盖，闷10分钟即可饮用。

·功效 滋阴生血，养心安神，生津止渴。适用于糖尿病性神经衰弱属阴虚血亏者。

生津茶

·原料 青果5个，金石斛、甘菊、竹茹、麦冬、桑叶各6克，鲜藕10片，黄梨2个，荸荠5个，鲜芦根2支。

·做法

❶ 将黄梨、荸荠、鲜藕分别洗净，去皮，切片；鲜芦根洗净，切碎，备用。

❷ 将所有材料一起研为粗末，水煎代茶饮。

·功效 本品可生津止渴，养阴润燥，适宜糖尿病阴虚、口渴、咽干、唇燥者饮用。

石膏乌梅茶

·原料 石膏150克，乌梅20颗，蜂蜜10克。

·做法

❶ 将石膏捣碎，纱布包裹，备用。

❷ 将石膏与乌梅一起加水煎煮，过滤，去渣取汁，调入蜂蜜即可。

· **功效** 本品可清热泻火，生津止渴，适宜糖尿病上中消症气热伤津、肺胃燥热、口渴多饮、汗多、身热不退者饮用。

· **注意** 乌梅忌与猪肉同食。

生地山药降糖饮

· **原料** 生地、山药各30克，生猪胰10克，山芋肉、黄芪各15克。

· **做法**

❶ 将山药、山芋肉、黄芪置于砂锅中加适量水浸泡2小时后，文火煎40分钟。

❷ 用纱布滤取药液，二次加热水煎30分钟过滤，两次药液合并；将生猪胰洗净加入药液煮熟后即可。

· **功效** 可滋补脾肾，降低糖尿病患者的血糖。山药含有黏液蛋白，有降低血糖的作用，可用于治疗糖尿病，是糖尿病患者的食疗佳品，和生地搭配，对糖尿病患者效果更佳。本品每日一次。

丝瓜降糖饮

· **原料** 丝瓜1根。

· **做法**

选用霜降后粗大丝瓜藤，将藤两端插入净瓶中，使之自然滴水，将该水加开水冲饮。

· **功效** 用于糖尿病并发咽炎属虚火者，有滋阴清热降火之功效。丝瓜具有消热化痰、凉血解毒、解暑除烦、通经活络、祛风的功效。适合糖尿病患者饮用。本品每日两次，早晚服用。

五汁饮

· **原料** 梨1只，荸荠2只，莲藕50克，麦门冬15克，芦根15克。

· **做法**

❶ 将梨、荸荠、莲藕分别清洗干净、去皮，切成碎块。

❷ 将麦门冬、芦根分别淘洗干净，沥干水分后切碎。

❸ 将所有食材放入榨汁机，加适量凉开水，榨成汁即可饮用。

·功效 不仅可以降血糖，还可以清热去火、生津止渴。糖尿病患者、高血压患者适合饮用。

安神定志茶

·原料 远志肉 20 克，炒酸枣仁 20 克，石莲肉 20 克。

·做法

❶ 将远志肉放入锅内，加水适量浸泡，煮 1 小时，去渣留汁。

❷ 炒酸枣仁、石莲肉放入锅内，加水约 500 毫升，加远志液，煮沸后即可饮用。

·功效 养阴安神。适用于糖尿病性神经衰弱失眠属心阴亏虚者。

番薯叶冬瓜饮

·原料 鲜嫩番薯叶（带柄）50 克，冬瓜 250 克，葱花、姜末、精盐、味精各适量。

·做法

❶ 将番薯茎叶洗净，剪下叶柄，切

成段；将番薯叶切碎成片状备用。

❷ 将冬瓜洗净，切去外皮，切成 0.5 厘米厚的小块，放入油锅中，用中火煸透，加适量清水，大火煮沸后加葱花、姜末，改用小火煨煮 30 分钟，加番薯茎叶，拌和均匀，再继续煨煮 10 分钟，加少许精盐、味精，调味即成。

·功效 清热解毒，补中和血，降血糖。适用于各型糖尿病。

二皮玉米须饮

·原料 冬瓜皮 100 克，西瓜皮 100 克，玉米须 50 克，赤小豆 30 克。

·做法

❶ 将冬瓜皮、西瓜皮用温水清洗干净，切碎后一同放入碗中备用；将玉米须漂洗后，盛入碗中，待用。

❷ 将赤小豆淘洗干净，放入砂锅，加足量水，大火煮沸后改用小火煨煮 30 分钟。

❸ 待赤小豆呈熟烂状，加玉米须、冬瓜皮和西瓜皮碎片，继续煨煮 20 分钟，待赤小豆酥烂，用洁净纱布过

滤，取滤汁放入大杯中即成。

· **功效** 清热利水，生津止渴，降血糖。

河口饮品 杞枣豆汁饮

· **原料** 枸杞子 15 克，大枣 50 克，鲜豆浆 500 毫升。

· **做法**

① 先将枸杞子、大枣洗净，放进小锅加水 300 毫升，用小火煎煮 15 分钟。

② 再倒进豆浆煮沸取汁便可饮用。

· **功效** 适用于糖尿病低血糖症出现的头晕、心慌、出虚汗等症状。

河口饮品 石榴茶

· **原料** 石榴叶 60 克，生姜 15 克，盐 4 克。

· **做法**

以上 3 种原料同炒黑，水煎取汁代茶饮。

· **功效** 健脾胃，涩肠止泻。适用于糖尿病性腹泻属脾胃虚弱者。